古醫籍稀見版本影印存真文庫

證因方論集要

清・汪汝麟著

中醫古籍出版社
Publishing House of Ancient Chinese Medical Books

圖書在版編目（CIP）數據

證因方論集要 /（清）汪汝麟著 .— 北京：中醫古籍出版社，2015.9（2024.1 重印）

（古醫籍稀見版本影印存真文庫）

ISBN 978-7-5152-0778-0

Ⅰ . ①證…　Ⅱ . ①汪…　Ⅲ . ①方劑學—中國—清代　Ⅳ . ① R289.1

中國版本圖書館 CIP 數據核字（2015）第 138365 號

古醫籍稀見版本影印存真文庫

證因方論集要　清・汪汝麟　著

責任編輯　黄　鑫

封面設計　張雅娣

出版發行　中醫古籍出版社

社　　址　北京市東城區東直門内南小街 16 號（100700）

電　　話　010-64089446（總編室）010-64002949（發行部）

網　　址　www.zhongyiguji.com.cn

印　　刷　北京市泰鋭印刷有限責任公司

開　　本　850mm × 1168mm　32 開

印　　張　15.125

字　　數　95 千字

版　　次　2015 年 9 月第 1 版　2024 年 1 月第 6 次印刷

書　　號　ISBN 978-7-5152-0778-0

定　　價　68.00 圓

國家古籍出版

專項經費資助項目

據中國中醫科學院圖書館藏清道光庚子年無止境齋刻本影印原書版框高一七一毫米寬九五毫米

出版説明

中醫藥學是中華民族優秀傳統文化的重要組成部分，是我國醫學科學的特色，也是生命科學中具有自主創新優勢的領域。歷代存留下來的中醫典籍是我國寶貴的文化遺産，其承載着中華民族特有的精神價值、思維方法、想象力和創造力，是中醫藥科技進步和創新的源泉。對中醫古籍進行保護與整理，即是保護了我國全部古籍中的一個重要的組成部分。

《古醫籍稀見版本影印存真文庫》在全面調查現存古醫籍版本情況的基礎上，遴選出五十餘種具有較高學術價值、文獻價值的古醫籍，對其稀見的版本進行搶救性地挖掘整理，其内容涵蓋中醫臨床内、外、婦、兒、針灸、五官各科及基礎理論等領域。這些版本多爲亟待搶救的瀕危版本、珍稀版本、孤本、善本，或者曾經流傳但近幾十年來世面上已很難見到的版本，屬於讀者迫切需要掌握的知識載體，具有較大的出版價值。爲方便讀者閲讀與使用，本叢書整理者對所遴選古籍的版本源流及存世狀况進行了考辨，撰寫了提要，簡介了作者生平，評述了著作的學術價值；爲避免在整理過程中出現各種紕漏，最大限度地保留文獻原貌，我社决定採用影印整理出版的方式。

此次所選書目具有兩個特點：一是以學術性和實用性兼顧爲原則，選擇凝結歷代醫藥學家獨到理論精粹及豐富臨床經驗的精品力作，突出臨證實用，并且充分注重各類中醫古籍的覆蓋面，除了喉科之外，其余各類均有涉及；二是選擇稀見版本，影印出版，不僅可以避免目前市場上古籍整理類書籍魚目混雜、貽誤后學之弊，而且能够完整地體現歷史文獻的真實和完整性，爲讀者研習中醫提供真實的第一手資料。該叢書對於保護和利用中醫藥古籍，發揚和傳承中醫藥文化，更好地爲中醫藥科研、臨床、教學服務具有重大的意義。

我社自二十世紀八十年代成立以來，陸續出版了大型系列古籍叢書，影印的有《中醫珍本叢書》《文淵閣四庫全書醫家類》《北京大學圖書館館藏善本醫書》《海外回歸中醫古籍善本集萃》《中醫古籍孤本大全》等，自出版后廣受學界和藏書機構歡迎。實踐證明，以影印爲基礎進行文獻開發，不僅符合學術研究和收藏需要，而且操作性更强，對促進文獻批露意義重大。

在編輯過程中，我們遵循《古醫籍稀見版本影印存真文庫》的編輯規範，進行了嚴格地查重，并查核原書，爲每種圖書制作了新的書名頁，重新編目，讓讀者一目了然。爲了讓讀者真真切切感受古籍的原汁原味，我們對前言和目録均採用繁體竪排形式。需要説明的是，所收珍本中有缺卷或缺頁的情況，由於這些珍本基本上没有復本，我們没有進行配補，僅作了相應的標注，也留下了些許遺憾，敬請廣大讀者諒解。

中醫古籍出版社

二零一五年九月

前言

本書爲方論專著，共分四卷，爲清代汪汝麟所著。汪汝麟，字石來，海陽人，道光間醫家。因鄉場屢蹶，遂專心志醫，汪氏博覽昔賢諸書，隨手抄誦，積三十年之所得，摘採一冊，以為『證各有因，因各有方，方各有論』，故名六證因方論集要。書成於清道光十九年己亥（一八三九年）。本書博採前賢諸書之著名方證，尤以喻嘉言、王晉三爲重。書中共介紹五十一個病證，其中內科雜症最多，另有一小部分溫疫、外科、耳、眼、鼻、喉等症。共列方劑一一〇條。因作者謂『傷寒六經表裏條例繁多』，故棄而不載。諸證之下，均先扼要闡述其病因、症狀或辨證要點，後舉方劑若干，每方均詳論其主治功效、組方法度、君臣佐使等，或廣泛引用各家之說，深入闡述。卷一列類中、眩暈、燥証等十二病症，選方論一百十二首；卷二述遺精、便血、溺血等九症，方論一百零五首；卷三列瘧疾、霍亂、眼目、痔漏等十一症，方論九十二首；卷四爲噎嗝、反胃、拘攣等十九症，方論七十八首。全文詳明賅備，條理井然，『證各有因，因各有方，方各有論』。所選之方，均爲經典有效良方，頗爲實用，可供中醫臨床、科研、教學工作者借鑒。

清道光二十年庚子（一八四〇年）由無止境齋刊刻。該書僅此一種版本，且流傳甚少。現據清道光庚子年無止境齋刻本影印，以饗讀者。

中醫古籍出版社

目録

自叙

醫之爲道廣矣大矣精矣微矣靈素以下代有名家世傳人抉發透徹炳若日星學者亦所遵循自可春生寒谷無如淺嘗者流擇焉不精習焉不詳謀道之心不足以勝其謀食之心其弊伊於胡底余甚惻然憶丁卯秋闈薦而不售後鄉塲屢蹶遂專心致志於其中昔賢諸書日夕披覽隨手抄誦尤傾心於喻嘉言王晉三前輩三十年來稍有所得摘採一冊顏曰證因方論集要證各有因因各有方方各有論而不及脉者以脉象診候須詳考沈金鰲脉

訣張石頑診中三昧庶可融會貫通亦不載傷寒者以傷寒六經表裏條例繁多非綜覈喻嘉言醫門法律柯韻伯傷寒論翼必不能得心應手業斯道者果記誦不輟則臨證自無貽誤是編非敢謂可爲矩矱然明白曉暢按圖索驥庶免於北轍南轅彼未能操刀而使割者置諸案頭或不無小補云爾

旹

道光十九年歲次已亥孟夏月海陽汪汝麟石來氏誌

證因方論集要目録

卷一

卷二

卷三

卷四

證因方論集要卷一

類中

地黄飲子　大補元煎　參附湯　歸脾湯　滌痰湯

真武湯　補腎生肝飲　八味順氣散　龜鹿二仙膏

眩運

八味地黄丸　六味地黄丸　回陽返本湯　茯神湯

八味養血湯　八味生脉湯　益氣補腎湯　八珍湯

六味歸芍湯　六味生脉湯　金匱腎氣丸　左歸飲

竹葉石膏湯　二陳湯　貝母瓜蔞散　六君子湯

二陳四物去熟地加天麻湯

欬嗽

止嗽散　瀉白散　加味甘桔湯　清金湯　紫菀湯

四君子湯　金沸草散　補肺阿膠散　麥門冬湯

補肺湯　四陰煎　瓊玉膏　杏仁煎

吐血

人參養榮湯　四物湯　七珍散　玉女煎　鎮陰煎

大造丸　犀角地黃湯　生地黃飲子　清肺補陰湯

六味回陽飲　黃芩芍藥湯　逍遥散　止衄散

茜根散　秦艽鼈甲散　聖愈湯

喘證

六安煎　加味甘桔湯　麻杏甘石湯　八味湯加減

六味湯加減　黄芩半夏湯　金水六君煎　徙薪飲

三才丹　五味異功散　右歸飲　人參胡桃湯

羊肉湯

肺癰

千金葦莖湯　甘桔黑豆湯　百合固金湯　通壅湯

肺痿

人參養肺湯　人參平肺湯　保和湯

消渴

地黃飲子　竹葉黃芪湯　麥冬飲子　生地八物湯

二冬湯　黃耆湯

燥證

炙甘草湯　清燥救肺湯　清燥養營湯　生豚散

活血潤燥生津飲　參乳湯　益血潤腸丸

不寐

天王補心丹　温膽湯　金匱酸棗湯　酸棗仁湯

證因方論集要卷一

海陽汪汝麟石來集

類中

非肝腎陰虧則肝腎陽虧豈真有外風之可搜逐哉其證昏暈厥仆半身不遂口眼喎斜舌瘖流沫景岳先生類風非風門辨別最晰宜詳考焉

河間地黃飲子　治舌瘖不能言足廢不能行此少陰氣厥不至急當溫之凡陰虛有二此陰中之

火虛也

熟地　巴戟天　萸肉　肉蓯蓉　川斛　五味子

製附子　茯苓　石菖蒲　遠志　麥冬　肉桂

薑棗同煎

熟地以滋根本之陰巴戟蓯蓉官桂附子以返真元之火川斛安脾而秘氣山萸溫肝而固精菖蒲遠志茯苓補心而通腎臟麥冬五味保肺以滋水源使水火相交精氣漸旺矣

大補元煎　治氣血大壞精神失守危劇等證

熟地　人參　山藥　枸杞子　杜仲　炙甘草
當歸　萸肉
人參大補陽氣以培元熟地大補陰血以生精佐當歸山
藥和血補脾杜仲枸杞入腎強陰山萸味酸入肝以養血
入腎以固精炙甘草和中以補脾氣故曰大補元也
參附湯　治真陽不足上氣喘急呃逆自利手足
厥冷嘔惡自汗盜汗頭暈等症
人參　熟附子
人參甘溫大補元氣附子辛熱大壯真陽氣復陽回垂絶

之危險可救矣

歸脾湯　治思慮傷脾不能攝血致血妄行或健忘怔忡驚悸盜汗嗜臥少食大便不調心脾疼痛

人參　白朮蒸　茯神　棗仁炒　炙黃芪　當歸

遠志　木香　炙甘草　龍眼肉引　一方木香易炒白芍

心藏神而生血脾藏意而統血參苓芪朮炙草甘溫可以補脾龍眼棗仁歸身遠志濡潤可以養心佐以木香者因思慮所傷三焦氣阻藉其宣暢則氣和而血和且平肝可以實脾血之散於外者悉歸中宮而聽太陰所攝矣

滌痰湯　治中風痰迷心竅舌強不能言

半夏　膽星　橘紅　枳實　茯苓　人參　菖蒲
竹茹　甘草　生薑

心脾不足風邪乘之而痰與火塞其經絡故舌本強而難語也人參茯苓甘草補心益脾而瀉火陳皮南星半夏利氣燥濕而祛痰菖蒲開竅通心枳實破痰利膈竹茹清燥開鬱使痰消火降則經通而舌柔矣

真武湯　治氣虛中寒腹痛厥仆

茯苓　白芍　生薑　白朮　附子

寒邪直犯陰經氣血一時凝塞薑附可以壯火回陽苓朮可以補土利水再用芍藥以收其陰氣其餘與傷寒厥陰少陰同法

補腎生肝飲　治肝腎精虧經脉失榮血不運行氣不貫通氣血兩虛不仁不用

當歸　熟地　炒白芍　女貞子　山藥炒

人參　枸杞子　丹參　炙甘草

熟地枸杞滋養肝腎之陰歸芍益血丹參生血女貞少陰之精專補北方人參山藥炙草培補脾土爲胃行其津液

灌溉四臟養血以除燥則真陰復而假風自熄補水以制火則腎氣充而虛痰自化補陽以生陰則元陽回而水泛自消風痰之藥不可用斷斷如也

八味順氣散　治中風正氣虛痰涎壅盛者

白朮土炒　茯苓　青皮炒　白芷　陳皮

烏藥　人參　甘草炙

參苓朮草四君子湯也經曰邪之所湊其氣必虛故用四君以補氣治痰之法利氣爲先故用青皮白芷烏藥陳皮以順氣氣順則痰行而無壅塞之患矣此標本兼治也

龜鹿二仙膏　大補精髓益氣養神

鹿角　龜版　枸杞子　人參

天一生水水爲萬物之元精不足者補之以味鹿角爲君龜版爲臣鹿得天地之陽氣最全善通督脉龜得天地之陰氣最厚善通任脉二者血氣之屬異類有情竹破竹補之法也人參爲陽補氣中之怯枸杞爲陰益血分之旺故以爲佐是方也一陰一陽無偏攻之憂入氣入血有和平之美由是精生而氣旺氣旺而神昌故曰二仙

眩運

有虛運火運痰運之分虛有陰虛有陽虛火有虛火有實火痰有虛痰有實痰倘虛實不辨陰陽不分痰火不察其不誤治者鮮矣

八味地黃丸　　治相火不足虛羸少氣王冰所謂益火之原以消陰翳也尺脈弱者宜之

地黃砂仁酒拌九蒸九晒八兩　山萸肉去核酒潤四兩　山藥四兩　茯苓乳拌三兩
丹皮三兩　澤瀉三兩　熟附一兩　肉桂一兩　蜜丸

地黃生中州之處得上氣最厚曰地曰黃顧名思義爲黃

庭之要藥但其稟質沉實必須製度如法得太陽之火方能熟之更得桂附辛熱佐之貞下起元復其見天地之心乎真水真火得以既濟元關一竅悟者得之山藥茯苓性味甘平土金藥也引入二經以滋化源山萸酸溫強陰氣以潤血脉丹皮辛凉瀉陰分之伏火澤瀉鹹寒瀉陽分之邪火又導火邪從膀胱而出得十補一瀉之義無壅滯矣

六味地黃丸　治肝腎不足真陰虧損腰痛足酸自汗盜汗水泛為痰發熱咳嗽頭暈目眩耳鳴耳聾遺精便血消渴淋瀝舌燥喉痛虛火牙痛等證

地黃砂仁酒拌九蒸九晒八兩 山萸肉酒潤四兩 山藥乳拌四兩 茯苓乳拌三兩

丹皮三兩 澤瀉三兩 蜜丸鹽湯下

熟地味厚爲滋陰上藥主補腎填精故以爲君山萸味酸歸肝乙癸同治之義且腎主閉藏而酸斂之性與之宜也山藥色白味甘入土金二臟能培土生金稼金生水以滋化源也丹皮清肝用主宣通所以佐山萸也茯苓益脾用主通利所以佐山藥也至於澤瀉有三功焉一日利小便以清相火二日行地黃之滯引諸藥直達腎經三日有補有瀉故用爲使此方爲益腎之聖藥

回陽返本湯　治陰盛格陽回陽補虛之劑

熟附子　乾薑　炙甘草　人參　麥冬　五味子

臘茶　陳皮　面戴陽者下虛也加葱白七莖土漿水煎

節菴變易仲景之白通湯而爲回陽補虛之製葱白乾薑附子藉以通陽溫經人參五味麥冬藉以收陰生脉然陰陽格拒病深在臟又非溫經生脉所能通也而節菴更有生心化裁之妙佐以廣皮芳香利氣土漿靜鎮中宮線通氣道使以臘茶芳香苦降爲之嚮導大破格拒之陰其飛越之陽有不翕然返本者耶

八味養血湯　治陽虛眩暈益火之源以生元氣

熟地　當歸　山藥　肉桂　茯苓　炒白芍

熟附子　丹皮　澤瀉　山萸肉

地黃萸肉山藥補足三陰經澤瀉丹皮茯苓補足三陽經臟者藏精氣而不泄以填塞濁陰爲補腑者如府庫之出入以通利清陽爲補複以肉桂從少陽納氣歸肝複以附子從太陽納氣歸腎加歸芍者養血生精並可以柔桂附之剛也

八味生脈湯　治仝上

熟地　人參　麥冬　山藥　萸肉　丹皮　茯苓

肉桂　熟附子　澤瀉　五味子

先天無形之火乃真陽之火人身無此火則神機滅息生氣消亡矣惟桂附能入腎命之間而補之故加入六味中複以人參麥冬五味以收陰生脉而虛火歸經矣

六味歸芍湯　治陰虛眩暈壯水之主以生精血

熟地　當歸　山藥　萸肉　炒白芍　茯苓

丹皮　澤瀉

地黃味苦入腎固封蟄之本澤瀉味鹹入膀胱開氣化之

源二者補少陰太陽之精也萸肉味酸入肝補罷極之勞丹皮味辛入膽清中正之氣二者補厥陰少陽之精也山藥味甘入脾健消運之機茯苓味淡入胃利入出之器二者補太陰陽明之精也足經道遠故制以大足經在下故治以偶加歸芍者以生肝木之汁熄內風也

六味生脉湯　治仝上

熟地　茯苓　山藥　萸肉　丹皮　澤瀉

人參　麥冬　五味子

精不足者補之以味六味湯爲補腎之聖藥復以生脉散

得金水相生之妙用也

茯神湯　治煎厥

茯神去木　羚羊角鎊片　北沙參　棗仁炒　玉竹　五味子　遠志去心　龍骨

生氣通天論曰陽氣者煩勞則張精絶辟積於夏使人煎厥處方當從益陰爲主何則目盲不可以視肝精不交於陽也以玉竹羚羊角北沙參棗仁凉肝熱救陰精耳閉不可以聽腎精不承於陽也以遠志通調腎經不足之氣五味子收攝腎經耗散之精茯神龍骨收肝腎散漫之陽補

救陰陽繼悉畢貫矣

赤茯苓湯　治薄厥

赤苓　陳皮　麥冬　人參　桔梗　芍藥

檳榔　生薑

生氣通天論曰大怒則形氣絶血鬱於上使人薄厥薄者氣血相薄也用赤苓陳皮生薑利肺經血分之鬱用麥冬桔梗清肺經氣分之鬱人參固肺經之正氣使之下續眞陰白芍約肝經厥逆之氣使以檳榔導引至高之氣下行其厥自平

益氣補腎湯　治色慾傷腎氣逆不能歸原眩運耳鳴耳聾

人參　炙黃芪　白朮土炒　茯苓　炙甘草

山藥炒　萸肉　加薑爲引

參苓朮草功專健脾和胃複以黃芪大補脾陽山藥大補脾陰萸肉味酸入肝并可攝納腎氣中土有權而氣逆自歸原矣

八珍湯　治氣血兩虛皮寒骨熱煩躁作渴飲食不進小腹肫痛眩暈昏憒等證

熟地　歸身　白芍炒 川芎　人參　茯苓

白术蒸 甘草炙

氣爲衛屬陽血爲營屬陰不可使其偏勝不可使其失養者也純用四物則獨陰不長純用四君則孤陽不生二方合用則氣血有調和之益陰陽無偏勝之虞諸症悉退矣若真陰內竭虛陽外鼓者則於本方加黃芪以助陽固表加肉桂以引火歸元名十全大補湯

竹葉石膏湯　治實火眩運仲景原治陽明汗多而渴鼻衄喜水水入即吐及暑熱煩躁等證

石膏　人參　麥冬　半夏　甘草炙　竹葉

粳米　加棗煎

此分走手足二經而不悖於理者以胃居中焦分行津液於各臟補胃瀉肺有補母瀉子之義也竹葉石膏麥冬瀉肺之熱人參半夏炙草平胃之逆復以粳米緩於中使諸藥得成清化之功是亦白虎越脾麥冬三湯變方也

二陳湯　治痰飲嘔惡風寒咳嗽或頭眩心悸或

中脘不快脾胃不和等證

茯苓　陳皮　半夏　甘草炙　薑棗引

半夏辛熱能燥濕茯苓甘淡能滲濕濕去則痰無由以生所謂治病必求其本也陳皮辛溫能利氣甘草甘平能益脾益脾則土足以制濕利氣則痰無能留滯益脾治其本利氣治其標也如渴而喜飲水者宜去半夏之燥而易貝母之潤渴而不能飲水者雖渴猶宜半夏也此濕爲本熱爲標非真像也○宣明加黃芩治熱痰

貝母瓜蔞散　治肺火壅遏頭眩

貝母　瓜蔞霜　茯苓　橘紅　桔梗

貝母瓜蔞辛苦以宣肺壅茯苓橘紅甘辛以通肺氣桔梗

上開肺鬱而痰飲自袪矣

六君子湯　治虛痰眩運脾胃虛弱飲食少思或久患瘧痢或食飲難化或嘔吐吞酸或咳嗽喘促等證

人參　白术土炒　茯苓　廣皮　半夏　甘草炙

四君子湯加廣皮以順氣更能開胃進食虛而有痰再加半夏半夏雖燥得參术苓草以和之亦化爲君子故亦曰六君子湯若虛火等症須加炮薑其功尤速

二陳四物去熟地加天麻湯　治血少痰多眩暈

陳皮　半夏　茯苓　當歸　白芍炒　天麻

川芎　甘草炙　薑棗煎

二陳湯化痰神劑也四物湯養血要藥也去熟地之滞加天麻之潤故能治眩暈而効

左歸飲　此壯水之劑也凡命門之陰衰陽勝者宜此方加減主之

熟地　山藥　茯苓　枸杞子　萸肉　甘草炙

熟地滋陰養血枸杞色赤補陽山萸入肝腎以補精炙草和中而瀉火山藥健脾茯苓益胃

燥證

治燥當分內外二因秋傷於燥冬生咳嗽是外因也水虧精弱真陰日涸是內因也貴在生津潤燥保肺救脾滋養腎陰思過半矣

炙甘草湯 一名復脉湯 原治心悸王燾治肺痿孫真人治虛勞三者皆是津液燥涸之證

炙甘草　桂枝去皮　人參　麻子仁　生地　阿膠

麥冬去心　生薑　大棗擘　加清酒仝煎

至真要大論云燥淫於內金氣不足治以甘辛也第藥味不從心肺而主乎肝脾者是陽從脾以致津陰從肝以致液各從心肺之母以補之也人參麻仁之甘以潤脾津生地阿膠之鹹苦以滋肝液重用地冬濁陰恐其不能上升故君以炙甘草之氣厚桂枝之輕揚載引地冬上承肺燥佐以清酒芳香入血引領地冬歸心復脈仍使以薑棗和營衛則津液悉上供於心肺矣喻嘉言曰此仲景傷寒門中之聖方也

清燥救肺湯　主治諸氣膹鬱諸痿喘嘔

桑葉經霜者　石膏　胡麻仁炒研　甘草　杏仁炒黃

人參　阿膠　麥冬　枇杷葉去毛蜜炙

燥曰清者傷於天之燥氣當清以化之非比內傷血燥宜於潤也肺曰救者肖燥從金化最易自戕肺氣經言秋傷於燥上逆而咳發爲痿厥肺爲嬌臟不容緩圖故曰救石膏之辛麥冬之甘杏仁之苦肅清肺經之氣人參甘草生津補土培肺之母氣桑葉入肺走腎枇杷葉入肝走肺清西方之燥瀉東方之實阿膠胡麻色黑入腎壯生水之源雖亢火害金水得承而制之則肺之清氣肅而治節行尚何

有喘嘔痿厥之患哉嘉言喻氏此方可謂補軒岐之不及

清燥養營湯　治外燥皮膚皴揭筋瓜枯肝血虛則風熱而金燥

當歸　熟地　白芍炒　秦艽　防風　甘草　生地　黃芩

證爲血虛而水涸當歸潤燥養血爲君二地滋腎水而補肝芍藥瀉肝火而益血爲臣黃芩清肺熱能養陰退陽艽防散肝風爲風藥潤劑又秦艽能養血榮筋防風乃血藥之使甘草甘平瀉火入潤劑則補陰血爲佐使也

活血潤燥生津飲　治內燥津液枯少

當歸　白芍炒　熟地　天冬　麥冬　栝蔞根

紅花　桃仁研泥

歸芍地黃滋陰可以生血栝蔞二冬潤燥兼能生津桃仁紅花活血又可潤燥

生脈散　治熱傷元氣倦怠氣短口渴汗出金爲火制水失所生而致咳嗽喘促等證

人參　麥冬　五味子

人參甘溫固其中氣麥冬甘潤保其肺氣肺氣爲火所乘

則散渙而不收故以五味酸而斂之若有兼症以治變之法隨證加減可也

參乳湯　人身之燥非血不澤此方救燥病之根

人參　人乳

人參味甘益血人乳本血所化味甘醎入脾肺腎三經補益精氣血陰血充足則內燥平

益血潤腸丸　治氣血兩虛諸般秘證

熟地　當歸　肉蓯蓉　麻仁　杏仁　枳殼

蘇子　橘紅　阿膠　荆芥

氣虛則寒血虛則熱寒熱相搏而凝結之病生地黃當歸阿膠麻仁杏仁蓯蓉補血而潤下者也氣行則血行故以橘紅蘇子枳殼以通之荆芥少去其胃臟之風

欬嗽

欬嗽一證外感內傷不同陰陽虛實有別治外感之症升發肺氣使邪從外達疏通肌腠使熱從表散治內傷陰虛咳嗽補陰斂陽使肺氣充實補水保元使虛火歸源治內傷陽虛咳嗽溫補真元使生氣上布填助真火使陰寒冰

消蓋肺屬辛金生於已土參芪所宜急進非徒清金而已

止嗽散　治初感風寒諸般咳嗽

桔梗　荆芥　紫菀　百部　白前　甘草

陳皮　加生薑

主以甘桔湯複以荆芥去上焦風熱陳皮生薑宣通中焦紫菀百部白前潤肺而清熱此通治也

瀉白散　治肺氣熱盛欬嗽而喘面腫身熱

桑白皮　地骨皮　生甘草　粳米

肺氣本辛以辛瀉之遂其欲也蓋喘咳面腫氣壅熱鬱於

上治節不行是肺氣逆也經言肺苦氣上逆急食苦以泄之然肺虛氣逆又非大苦大寒所宜桑皮甘草其氣俱薄不燥不剛雖瀉而無傷於嬌臟複以地骨皮之苦泄陰火退虛熱而平肺氣使以甘草粳米緩桑骨二皮於上以清肺定喘非謂肺虛而補之以米也

加味甘桔湯　治風火鬱熱初起以此方消散之

甘草　桔梗　荊芥　牛蒡子炒　土貝　薄荷

荊芥薄荷消風牛蒡土貝散熱甘桔清火風熱咳嗽最穩

清金湯新製　治風温不宜辛散用苦降甘潤之

法自無變更

甘草　桔梗　玉竹　川貝　黑豆衣　桑葉

地骨皮　甜梨　白粳米

汪石來曰此足陽明手太陰藥也養胃即以清肺甘草粳米緩中玉竹貝母甘潤以治溫熱桑葉地骨辛凉以平木火蓋風必生燥溫必傷津甜梨甘寒用以清燥生津黑豆衣祛風桔梗載諸藥上行也

紫菀湯　治勞熱久咳吐血吐痰

紫菀　阿膠　知母鹽水炒　貝母　桔梗　甘草

人參　茯苓　五味子

勞而久咳肺虛可知即有熱症皆虛火也海藏以保肺爲君故用紫菀阿膠以清火爲臣故用知母貝母以參苓爲佐者扶土生金也以甘桔爲使者載藥入肺也五味滋腎經不足之水收肺家耗散之金久咳者所必收也

四君子湯　治脾胃虛弱飲食少思或大便不實體瘦而黃或胸膈虛痞吞酸痰嗽善患瘧痢等證

人參　白朮土炒　茯苓　甘草炙　加薑棗煎

湯以君子名功專健脾和胃以受水穀之精氣而輸布於

四臟一如君子有成人之德也入太陰陽明二經然其主治在脾故藥品分兩皆用偶數白术健脾陽稪人參保脾陰炙草和胃陰稪茯苓通胃陽大棗悅脾生薑通胃理運陰陽剛柔相濟誠爲生化良方 加黄芪扁豆治脾胃氣虛

金沸草散 治風熱壅肺咳嗽吐血兼治傷風頭目昏痛咳嗽多痰等證

旋覆花 前胡 赤芍 製半夏 赤苓 荆芥穗

風熱盛即氣壅氣壅則痰上痰上則咳嗽因而唾血者皆風熱使之然也但用輕揚之劑疎其風而熱自解旋覆前

胡治風而兼行疫荆芥消風而兼行氣半夏治疫兼破氣逆赤芍調血兼能制急赤苓引下行兩手經而諸症安矣

補肺阿膠散　治肺虚有火嗽無津液而氣硬者

阿膠　馬兜鈴　甘草　杏仁　牛蒡子　糯米

馬兜鈴清熱降火牛蒡子利膈滑疫杏仁潤燥散風降氣止咳阿膠清肺滋腎益血補陰氣順則不硬液補則津生火退而嗽息矣土爲金母故加甘草糯米以益脾

麥門冬湯金匱　治火逆上氣咽喉不利救燥生津止

逆下氣

麥冬　半夏　人參　甘草　粳米　大棗

嘔咳上氣喘者陰氣在下陽氣在上諸陽氣浮無所依從故嘔咳上氣喘也仲景另闢門戶用人參麥冬甘草粳米大棗大生胃津救金之母氣以化兩經之燥獨複半夏一味之辛溫利咽止逆通達三焦徹土綢繆誠爲扼要之法

補肺湯　治肺虛咳嗽

人參　黃芪炙　五味子炒　紫菀　桑皮炙　熟地

參芪脾胃藥也肺虛而益脾胃乃虛則補其母也地黃滋腎藥也肺虛而益腎恐其失養而盜氣於母也五味酸收

藥也咳多必失氣故用酸以收之紫菀涼肺中之血桑皮清肺中之氣所謂隨其實而瀉之也益其所利去其所害則肺受益矣故曰補肺

四陰煎　保肺清金之劑四從金數曰四陰也

熟地　麥冬　茯苓　甘草炙　百合　白芍炒　沙參

百合沙參保肺清金生地麥冬潤燥除煩芍藥收斂肺經之氣茯苓制伏燥金之權甘草和中益胃

瓊玉膏　申先生製　滋液救焚使補力直行下焦不助上熱治虛勞乾咳

生地　茯苓　人參　白蜜　熬膏

以地黃爲君令水盛而火自消也損其脉者益其氣故用人參以鼓生發之元虛補其母故用茯苓以培萬物之本白蜜爲百花之精味甘爲脾性潤悅肺且緩燥急之火四者皆温良和厚之品誠堪寶重珍賽瓊瑤

外臺杏仁煎　治勞役表疎寒襲於肺上氣乾咳肺痿聲啞　忌猪肉

杏仁一觔去皮尖搗熬作酪　白蜜五合　酥油五合以牛乳煎成者

生薑汁三合

右四味以水三升內杏仁酪煎攪可減半內薑汁煎如稀糖內酥蜜煎令如稠糖每服一匙日三服夜一服　一方加貝母八合別篩末蘇子汁一升以七小合蘇子研和水濾取汁

一方加生地汁三合生麥冬汁五合

杏仁入肺功專降逆定喘臣以蜂蜜之利酥油之滑即佐以薑汁之上升性皆同氣相求者逗留中焦和脾胃生肺津而乾咳自止　加蘇子貝母者降氣分之火加地黃麥冬者清血分之火審證取舍惟學者裁之

吐血 衄血附

血者統於心藏於肝生化於脾宣布於肺施泄於腎凡咳血咯血唾血吐血皆五志之火奔廹上衝致血外溢治宜壯水以制火而寒凉不可輕投宜補陽以生陰而反治多有奇効且土爲萬物之母有生化精血之能胃爲五臟之本有灌溉一身之力脾土健運則陰生於陽矣

人參養營湯　治脾肺俱虛惡寒發熱肢體瘦倦食少作瀉口乾心悸自汗等證

人參　白芍炒　黃芪炙　當歸　白朮土炒　熟地

甘草炙　茯苓　遠志　五味子　桂心　陳皮

薑棗爲引

養營者調養營氣循衛而行不使其行之度數疾於衛也故於十全大補湯中減川芎行血之品獨用血分填補收斂之藥則營行之度緩於氣分藥中加廣皮行氣之品則衛行之度速觀其一加一減便能調平營衛使其行度不愆復遠志五味者經言營出中焦心經主之以遠志通腎使陰精上奉於心佐以五味收攝神明一通一斂則營有

所主而長養矣

四物湯　治一切血虛血熱血燥諸證

當歸　熟地　川芎　白芍酒炒

張璐玉曰四物爲陰血受病之專劑非調補真陰之的方方書咸謂四物補陰遂以治陰虛發熱火亢失血等證蒙害至今先輩治上下失血過多一切血藥置而不用獨推獨參湯童便以固其脫者以有形之血不能速生無形之氣所當急固也昔人有言見血無治血必先調其氣又云四物湯不得補氣藥不能成陽生陰長之功誠哉言也然

余嘗謂此湯傷寒、火邪解後餘熱留於血分至夜微熱不除或合柴胡或加桂枝靡不應手輒効不可沒其功也

七珍散　治久咯血成癆等證

人參　白朮蒸　茯苓　甘草炙　山藥　黃芪炙
黃粟米

此純是氣藥今以治血者以久病傷脾肺雖用血藥恐滋潤之品益足損脾脾爲金母故祇以脾爲重也虛則補其母且培其土能不作瀉縱咯血甚尚可調治若滋陰藥多病雖似減倘一旦食少作瀉則不可知矣故血證必用脾

肺藥收功亦不易之法也

玉女煎　治水虧火盛六脉浮洪滑大煩熱乾渴

頭痛牙痛失血等證

石膏　熟地　麥冬　知母　牛膝

陽明水虧火盛非石膏不能瀉火非熟地麥冬不能養陰

知母可以除煩牛膝又能降下

鎮陰煎　治陰虛於下陽格於上真陽失守大吐

大衄六脉細脫手足厥冷危在頃刻者

熟地　牛膝　澤瀉　肉桂　製附子　甘草炙

熟地養營以鎮陰滋水以補陰牛膝下降收攝腎肝之火澤瀉佐牛膝而下行可以納氣歸原甘草緩以守中桂附溫以引火此陰中求陽坎離交治之法也

大造丸　治虛損勞傷欬嗽潮熱

紫河車一具　敗龜版二兩童便浸酥炙　黃栢鹽酒炒　杜仲酥炙各兩半

牛膝酒浸　天冬去心清水浸潑　麥冬去心　人參各一兩

地黃二兩茯苓砂仁六錢同煮去之　夏加五味子酒米糊丸

女人去龜版加當歸乳煮糊丸

此手太陰足少陰藥也河車本血氣所生大補氣血為君

敗龜得陰氣最全黄栢禀陰氣最厚滋陰補水爲臣杜仲潤腎補腰牛膝强筋壯骨地黄養陰退熱製以茯苓砂仁入少陰而益腎精二冬降火清金合之人参五味能生脉而補肺氣大要以金水爲生化之源合補之以成大造之功也

犀角地黄湯　　治吐衂便血婦人血崩赤淋

生地　白芍炒　丹皮　犀角鎊片

此足陽明厥陰藥也血屬陰本静因諸經火逼遂不安其位而妄行犀角大寒解胃熱而清心火芍藥酸寒和陰血

而瀉肝火丹皮苦寒瀉血中之伏火生地大寒凉血而滋水以共平諸經之逆也

醫貫曰犀角地黃湯乃衂血之的方蓋犀水獸也可以分水可以通天鼻衂之血從任督而至巔頂入鼻中惟犀角能下入腎水引地黃滋陰之品由腎脉而上故爲對症

王晉三曰按本草犀角地黃能走心經專解營熱余因華去丹皮赤芍易以連翹入心散客熱生甘草入心和絡血以治溫熱證熱邪入絡之方於理無悖

生地黃飲子　治吐血衂血下血溺血皆屬熱證

生地　熟地　枸杞子　黄芪炙　白芍炒　天冬

甘草　地骨皮　黄芩

二地並用熟以益陰生以凉血黄芪甘草補氣所謂有形之血不能速生無形之氣所當急固也天冬清上白芍斂肝枸杞地骨退熱除蒸黄芩平諸熱蓋血得熱則妄行也

清肺補陰湯　治陰虚內熱法當用甘寒不當用苦寒之劑

天冬　麥冬　桑白皮　貝母　枇杷葉　地骨皮

五味子　白芍炒　鼈甲　蘇子　車前子

肺爲嬌臟少陰火旺必剋辛金天麥二冬清心保肺桑皮地骨能瀉肺熱貝母潤燥五味收陰枇杷葉蘇子治火上逆可降肺氣白芍和脾鱉甲制肝車前子甘能益脾脾氣散精上輸於肺則肺氣淸肅矣

六味回陽飲　治陰陽將脫等證

人參　甘草炙　炮薑　附子製　當歸　熟地

人參熟地兩補陰陽當歸味甘補血炙甘緩中回陽附子溫下焦都會之元陽乾薑理中焦陰寒之不足

黃芩芍藥湯　治陰火載血上行衄而不止者

黄芩酒炒　白芍　甘草

黄芩能降火芍藥能收陰甘草能緩急陰火自不上逆矣此即仲景黃芩湯治熱痢腹痛後重身熱膿血稠粘而去大棗者王晉三曰黃芩湯太陰少陽合病自利邪熱不從少陽之樞外出反從樞內陷故舍陽而治陰也芍藥甘草大棗一酸二甘使酸化甘中以和太陰則腸胃得博厚之通而利止矣

逍遥散　治肝脾血虛鬱怒傷肝血少目暗發熱脇痛等證

柴胡　當歸　白芍炒　甘草　白朮土炒　茯苓

莊子內七篇以逍遙名其首蓋鬱爲情志之病丹溪雖論六鬱然思憂怒致鬱者多思則氣結於心傷於脾憂則神志不遂精氣消索心脾日以耗損含怒未發肝氣內鬱乘勝於脾治以柴胡肝欲散也佐以甘草肝苦急也當歸以辛補之白芍以酸瀉之治以白朮茯苓脾苦濕也佐以甘草脾欲緩用苦瀉之甘補之也治以白芍心苦緩以酸收之佐以甘草心欲耎以甘瀉之也加薄荷生薑入煎即濾統取辛香散鬱也薛立齋加山梔清氣分鬱火丹皮瀉血

分鬱熱其理甚通宜遵之

止衄散　治飢困勞役動其虛火致衄不止等證

黃芪　阿膠　生地　當歸　白芍炒　赤苓

虛火可補故用黃芪當歸阿膠甘溫之品以補之赤茯苓能導丙丁之火從小水而下行白芍能收陰氣生地能涼血熱三物者去血中之熱自是冲和虛火宜此

茜根散　治陰虛衄血

茜根　生地　阿膠　黃芩　側栢葉　炙甘草

腎陰虛則陽偏勝故載血上行而致衄是方也阿膠能補

虛黃芩能養陰甘草能緩急茜根側栢生地則皆去血中之熱能生陰於火亢之時者也

秦艽鱉甲散　治風勞骨蒸壯熱肌肉削瘦等證

秦艽　鱉甲　歸身　知母　烏梅　青蒿

柴胡　地骨皮

秦艽柴胡風藥也能治肌骨之風地骨知母寒品也能療肌骨之熱鱉陰類也甲骨屬也骨以及骨則能爲諸藥之嚮導陰以養陰則能退陰分之骨蒸烏梅味酸能引諸藥入骨而收其熱青蒿苦辛能從諸藥入肌而解其蒸復以

當歸一以養血一以導諸藥入血而除熱於陰耳

聖愈湯　治一切失血或血虛煩熱燥渴睡卧不安五心煩熱作渴等證

熟地　當歸　白芍酒炒　川芎　人參　黃芪炙

柯韻伯曰經曰陰在內陽之守也陽在外陰之使也故陽中無陰謂之孤陽陰中無陽謂之死陰此方取參芪配四物以治陰虛血脫等症蓋陰陽互爲其根陰虛則陽無所附所以煩熱燥渴而陽亦亡氣血相爲表裏血脫則氣無所歸所以睡卧不安而氣亦脫然陰虛無驟補之法計在

存陽血脫有生化之機必先補氣此陽生陰長血隨氣行之理也此方得仲景白虎加人參之義而擴充者乎凡治陰虛用八珍十全卒不獲効者因甘草之甘不達不焦白朮之燥不利脾腎茯苓滲泄碍乎生升肉桂辛熱動其虛火此六味皆醇厚和平而滋潤服之則氣血疏通內外調和合於聖度矣

喘證

喘有內傷外感之分陰虛陽虛之異面赤口渴大便秘屬

陰虛而晄白口不渴大便泄屬陽虛外感邪入而爲喘屬肺受風寒其來暴內傷乃肺腎受病而爲喘其來漸然陰虛作喘而補陰是矣苐陰中有陽陽虛作喘而補陽是矣苐陽中有陰惟取陰陽相濟之義斯可耳

六安煎　治風寒欬嗽痰滯氣逆等證

茯苓　半夏　甘草炙　陳皮　白芥子炒研　杏仁

加生薑煎

杏仁潤沛散風芥子消痰定喘陳夏祛痰苓草和中生薑通陽達表而痰喘自安也

加味甘桔湯　治喘定哮

甘草　桔梗　川貝母　百部　白前　橘紅

茯苓　旋覆花

甘桔以開肺鬱橘紅茯苓以利肺氣旋覆鹹降川貝甘潤百部清肺熱白前通肺竅此手太陰藥也

麻杏甘石湯　治溫熱內發表裏俱熱頭痛身疼不惡寒反惡熱無汗而喘大煩大渴脉陰陽俱浮者用此發汗而清火

麻黃　杏仁　石膏　甘草

喘者作桂枝湯加厚朴杏子治寒喘也今以麻黄石膏加杏子治熱喘也麻黄開毛竅杏仁下裹氣而以甘草載石膏辛寒之性從肺發泄俾陽邪出者出降者降分頭解散喘雖忌汗然此重在急清肺熱以存陰熱清喘定汗即不輟而陽亦不亡矣觀二喘一寒一熱治法仍有營衛分途之義

八味湯加減　治陽虚作喘

熟地　茯苓　山藥　萸肉　丹皮　澤瀉　杜仲

肉桂　熟附子　人參　枸杞　兎絲子　鹿角膠

益火之原以消陰翳八味湯爲主復以人參枸杞菟絲杜仲鹿膠羣隊甘溫之品專入足少陰經大補真火而陽虛之喘定矣

六味湯加減　治陰虛作喘

熟地　茯苓　山藥　萸肉　丹皮　澤瀉　麥冬
沙參　玉竹　苡仁　阿膠

壯水之主以鎮陽光六味湯爲主復以麥冬沙參玉竹苡仁阿膠羣隊甘平之品專入手太陰經大補真水而陰虛之喘治矣

黄芩半夏湯　專治寒包熱兼治表裏

黄芩酒炒　半夏　紫蘇　桔梗　枳殼　杏仁

甘草

半夏以解肺寒黄芩以泄肺熱枳殼寬膈杏仁消痰紫蘇疎腠甘桔取其辛苦散寒甘緩除熱也

金水六君煎　治肺腎虚寒水泛爲痰或年邁陰虚氣血不足外受風寒咳嗽多痰嘔惡喘滿等證

當歸　熟地　茯苓　陳皮　半夏炒　甘草炙

加生薑煎

陳夏苓草上達乎肺金有祛痰補氣之功當歸熟地下滋乎腎水有養營納氣之力再藉生薑大力拔其虛陷之邪和其表裏之用也

徙薪飲　治三焦凡火一切內熱漸覺而未甚者

陳皮　黄芩　麥冬　芍藥　黄栢　茯苓　丹皮

黄芩清肺麥冬潤肺此清潤上焦之火也芍藥瀉脾茯苓滲脾此滲瀉中焦之火也黄栢降腎中之火丹皮瀉君相之火此滋降下焦之火也少用陳皮通行三焦之氣宣達鬱悶之痰耳

三才丹　治脾肺虛勞欬嗽

天門冬　熟地　人參

天冬以補肺生水人參以補脾益氣熟地以補腎滋陰以藥有天地人之名而補亦在上下中之分使天地位育參贊居中故曰三才也喻嘉言曰加黃柏以入腎滋陰砂仁以入脾行滯甘草以少變天冬黃柏之苦俾合人參建立中氣以伸參兩之權殊非好爲增益成方之比也

五味異功散　治脾胃虛寒飲食少思嘔吐或久患欬嗽面浮氣逆腹滿等證

人參　白术土炒　茯苓　甘草炙　陳皮

右歸飲　此益火之劑也凡命門之陽衰陰勝者宜之

熟地　肉桂　熟附子　萸肉　枸杞子　山藥　杜仲　甘草炙

熟地枸杞炙甘草左歸飲也易茯苓沒滲使其不走真陽加杜仲溫平佐補肝腎益陰加桂附溫命門之火以歸源則陽衰助其陽陰弱養其陰

人參胡桃湯　治喘急不能卧

人參　胡桃連衣炒　玉竹　一方無玉竹

人參大補肺氣胡桃可解膈內之痰飲膈間痰化而嗽止聲清連皮能收肺經耗散之氣連膈能通命門之火勿去之喘即定

羊肉湯　鎮逆固脫仲景救逆湯之複方也

左牡蠣　龍骨　川桂枝　炒白芍　熟附子

當歸　精羊肉　生薑

韓祗和曰救逆不應當複羊肉爲效甚速蓋以陽盛於上而衰於下者與以羊肉有情之品比類從陽先爲眷戀在

下欲脫之陽然後重鎭降逆則在上失守之陽知有所歸宿矣

肺癰

清肺之熱救肺之氣則肺不致焦腐散其火結滌其壅遏以分散其勢於大腸日漸下移因勢利導乃不易良法也

千金葦莖湯　治肺癰

葦莖　苡仁　桃仁　瓜瓣

葦蘆之大者莖幹也病在鬲上越之使吐也蓋肺癰由於

氣血混一營衛不分以二味行其血分清營衛之氣因勢涌越誠爲先着其瓜瓣當用絲瓜者良絲瓜經絡貫串房隔聯屬能通入脉絡臟腑消腫化痰治諸血病與桃仁有相須之理苡仁下氣葦莖上升一升一降激而行其氣血則肉之未敗者不致成膿癰之巳潰者能令吐出今時用嫩葦根性寒滌熱冬瓜瓣性急趨下合之二仁變成潤下之方借以治肺痹其義頗善

甘桔黑豆湯　初發宜此湯解毒開提

甘草　桔梗　黑大豆

甘草和中解毒黑豆散熱解毒桔梗開提肺氣初發用之毒自解散

百合固金湯　治肺傷咽疼喘欬瘨血等證

生地　熟地　麥冬　貝母　百合　當歸
白芍　元參　桔梗　生甘草

此手太陰足少陰藥也金不生水火炎水乾故以二地助腎滋水退熱爲君百合保肺安神麥冬清熱潤燥元參助二地以生水貝母散肺鬱而除痰歸芍養血兼以平肝甘桔清金成功上部皆以甘寒培元清本不欲以苦寒傷生

發之氣也○李士材曰蕺菴此方殊有卓見然土爲金母

淸金之後亟宜顧母否則金終不可足也

通壅湯　治肺癰咳嗽吐膿血咳引胸中痛

桔梗　白芨　橘紅　貝母　甜葶藶　苡仁

甘草節　金銀花

苡仁甘寒益胃補肺銀花甘平除熱解毒用以爲君川貝

母辛散肺鬱甘草節甘瀉肺火用以爲臣白芨苦平肺損

可以復生葶藶甘辛肺閉可以疏洩桔梗開提橘紅宣通

用以爲佐使共成化毒之功

肺痿

責在補腎水以鎮陰火生津液以潤肺燥所謂補其肺者益其氣補其腎者益其精庶可起垂危於萬一也

人參養肺湯　治欬吐痰涎色白委頓脉大無力

肺虛之證

人參　茯苓　炙甘草　炙黃芪　阿膠　五味子

肺痿一證大抵君火灼於上腎氣不相顧土氣不相救而陰液內耗以參芪炙草補脾大建中氣阿膠清肺五味斂

氣歸腎茯苓以通陽明如是則胃津大生以救肺燥金水相生而清肅令行矣

人參平肺湯　治肺痿

人參　天冬　橘紅　知母　甘草　茯苓

地骨皮　桑白皮　薑水煎

委靡之象無非木火炎上肺臟之真氣全泄而白血外溢人參甘草益氣天冬清金知母地骨養胃生津桑皮瀉燥生薑橘紅辛通茯苓味甘和脾氣平和肺津生燥平金得保全矣

保和湯　治肺痿

知母蒸　貝母　天冬　麥冬　苡仁　甘草　桔梗

北五味　馬兜鈴　百合　阿膠蛤粉炒成珠　薄荷

服入飴糖一匙

知母天冬能清肺火麥冬貝母能潤肺燥馬兜鈴降肺氣

五味子斂肺氣百合阿膠補陰清熱甘草桔梗和中利膈

苡仁肺痿肺癰要藥少入薄荷藉以開鬱

消渴

消渴一證責在於下、腎水虧則龍火無所依而遊行於中上、在胃則善食易飢、在肺則口渴喜飲、在腎則小水如膏。治法壯水生津制火保元、而尤重於救脾胃、蓋水壯則火熄、土旺則精生、真火歸原則不渴不飢矣。倘補陰不應、不得不從反佐之治、益火之源以消陰翳也、

易簡地黄飲子　治消渴咽乾面赤浮躁

人參　生地　熟地　黄芪炙　天冬　麥冬

澤瀉　石斛　枇杷葉拭去毛蜜炙　甘草炒

此手足太陰陽明藥也、喻嘉言曰此方生精補血潤燥止

渴佐以澤瀉瀉膀胱之火使小腑清利則心火下降宿熱既除其渴自止矣

二冬湯　治上消

天冬　麥冬　天花粉　黄芩　知母

人參　甘草

人參甘麥太甘以復胃津天冬花粉苦甘以清肺熱黄芩知母苦降以溲肺胃之火

生地八物湯　治中消

生地　山藥　知母　麥冬　黄芩　黄連

黃栢　丹皮

生地丹皮以凉心火麥冬知母以淸肺熱山藥以養肺陰三黃大苦大寒所謂以苦泄之以甘緩之也

黃耆湯　治心移寒於肺飲一溲二謂之死陰

黃芪炙　人參　五味子　枸杞子　熟地　桂枝

生乾薑　河間原製有麥冬

王晉三曰飲少溲多者飲入於胃上輸於脾脾氣不能散精而精捍二氣統歸於肺肺亦統輸膀胱水精仍不能四布有下而不上有柔而無剛竟成一派死陰方中用人參

枸杞熟地以足經藥治手經病從陰中和陽深中肯綮獨以麥冬、桑皮瀉心肺二經之邪於理未切因率管見損此二味增以桂枝乾薑蓋桂枝人參能和心經之陽乾薑五味可攝膀胱之氣治足經而手經亦得其功移寒之邪可解矣

麥冬飲子　治心移熱於肺傳爲膈消亦死陰也

麥冬　知母　人參　甘草炙　生地　茯神

栝蔞實　葛根　加竹葉數片

熱久消渴煩心短氣津液日耗漸成危證治以人參甘草

和胃生津麥冬知母救肺陰生地茯神清心熱葛根升胃津栝蔞止消渴危證立方止求無過治本之圖不爲迂矣

竹葉黃芪湯　專治肺經熱消

淡竹葉　石膏煅　麥冬　人參　黃芪炙　甘草炙

半夏製　生地　當歸　白芍炒　川芎　黃芩炒

四方互複獨以竹葉黃芪標而出之者明其力專治肺經熱消非概治二陽結之消渴者也竹葉石膏湯爲輕清之劑複以生地黃芩濁陰之品清肺與大腸之火四物湯爲濁陰之劑複以竹葉石膏清燥之品清肝膽之火補中益

氣湯人參黃芪甘草除煩熱之聖藥復以石膏白芍清脾胃之火黃芩湯治後天太陰之劑復以生地麥冬壯水之品清腎中之火竹葉石膏湯不去半夏藉以通氣分之竅四物湯不去川芎藉以通血分之竅養正却邪誠爲良劑

不寐

內虛不寐乃營衛之偏勝陰陽之離合凡肝腎陰虧者陽浮於上營衛不交神明擾亂求其得寐也難矣又有初睡之時忽然似驚而醒此非心虛膽怯蓋營弱衛強契合淺

而脫離快升者復升降者復降而斯時復痞矣明乎此則壯水益火二法在所必用耳

天王補心丹　定心神固精血強志力去煩熱除驚悸清三焦解乾渴育養心氣

生地　棗仁炒　天冬　麥冬　當歸　人參　元參
丹參　茯神　桔梗　遠志　柏子仁　五味子
燈心引　其方有四惟此道藏者通

補心者補心之用也心藏神而神之所用者魂魄意智精與志也補其用而心能任物矣本神篇曰隨神往來者謂

之魂當歸栢子仁丹參流動之藥以悅其魂心之所憶謂之意人參茯神調中之藥以存其意固思慮而處物謂之智以棗仁靜招乎動而益其智並精出入者謂之魄以天冬麥冬五味子靜謐之藥而安其魄生之來謂之精以生地元參塡下之藥定其精意之所存謂之志以遠志桔梗動生於靜而通其志若是則神之陽動而生魂魂之生而爲意意交於外而智生焉神之陰靜而生魄魄之生而爲精精定於中而志生焉神之爲用不窮矣故曰補心

溫膽湯　治熱嘔吐苦虛煩驚悸不眠痰氣上逆

陳皮　半夏炒　枳實　竹茹　甘草炙　茯苓　生薑

溫膽湯隔腑求治之方也熱入足少陽之本膽氣橫逆移於胃而爲嘔苦不眠乃治手少陽三焦欲其旁通膽氣退熱爲溫而成不寒不燥之體非以膽寒而溫之也用二陳專和中焦胃氣複以竹茹清上焦之熱枳實泄下焦之熱治三焦而不及於膽者以膽爲生氣所從出不得以苦寒直傷之也命之曰溫無過泄之戒辭

金匱酸棗仁湯　治虛勞虛煩不得眠

棗仁炒　甘草　知母　茯苓　川芎

虛煩胃不和膽液不足三者之不寐是皆虛陽溷擾中宮心火炎而神不定也故用補母瀉子之法以調平之川芎補膽之用甘草緩膽之體補心之母氣也知母淸胃熱茯苓泄胃陽瀉心之子氣也獨用棗仁至二升者取酸以入心大遂其欲而收其緩則神自凝而寐矣

酸棗仁湯　治病後氣血俱虛內亡津液煩熱諸虛不眠

棗仁炒　人參　麥冬　竹茹

人參麥冬大生胃津棗仁能補肝虛竹茹淸上焦之熱如

是則神明之擾亂可安矣

王荆公妙香散　治有夢之遺精令人安卧

人參　益智仁　五花龍骨　茯神　茯苓　甘草

遠志肉　硃砂　木香　麝香

右爲末空心每服二錢温酒調服

經言手足少陰之厥令人妄夢夫精之藏蓄在腎統攝在脾至疎泄之時則惟聽命於心故用茯苓遠志通腎以泄邪火人參益智固脾以攝真精茯神安神硃砂定氣龍骨秘精三者皆安鎮心經之藥炙甘草調和陰陽則心有所

主而精不搖矣艮方加木香麝香通其神明使人不夢淫邪泮釋自無精泄之患其妙在於二香又烏可闕之

維陽感召湯 新製　治陰不維陽達旦不寐

人參　天冬　麥冬　熟地　生地　茯神　犀角鎊

羚羊角鎊　琥珀研　龍齒煅　珍珠研　龜版炙　龍眼肉引

經曰陽不入於陰則不能寐人參天冬二地乃三才丹以補手足太陰足少陰麥冬茯神入心所謂熱淫於內以清勝之犀角羚羊獸類之靈涼心清肝龍齒龜版介類之靈鎮心潛陽琥珀松脂入土而成寶珍珠老蚌感月而結胎

故能安魂魄定心神龍眼肉甘以悅脾此方專用純甘之味復以物之靈引人之靈兩相感召也

甘麥大棗湯　治婦人臟躁喜悲傷欲哭象如神靈所作數欠伸

甘草　小麥　大棗

小麥苦穀也經言心病宜食麥者以苦補之也心系急則悲甘草大棗甘以緩其急也緩急則云瀉心然立方之義苦生甘是生法而非制法故仍屬補心

獺肝丸　葛雅川治尸疰鬼疰仲景治冷勞

獺肝 一具陰乾

爲末水服二錢日三服以瘥爲度

獺肝丸奇方也按獺肝性温能驅陰邪而鎮肝魂不使魂遊於上而生變動之症蓋疰者邪注於臟也若注於肝則肝爲善變之臟邪與魂相合疰變便有二十二種其蟲三日一食五日一退變見之症無非陰象而獺肝一月生一葉又有一退葉是其性亦能消長出入以殺隱見變幻之蟲真神品也

養心湯 治心神不足夢寐不安驚悸健忘等證

白芍　當歸　人參　遠志　麥冬　黃芩　山藥
芡實　蓮鬚　棗仁　茯神　石蓮子

難言云心不足者調其營衛營衛者血脈之所出而心主之故養心者莫善於調營衛也然營衛並出中州營溢精於肝而濁氣歸心衛氣通於肺而爲心相臀受心營肺衛之歸而又升精於離以成水火既濟是三藏者皆心之助而調營衛者所必出於是也故調營衛調其四藏而心養矣是方人參茯神以神養心棗仁歸芍以母養肝山藥麥冬黃芩以清養肺蓮鬚芡實石蓮遠志以澁養精而升之

於是神明之主泰然於天鈞之上矣此養心之旨也

黄癉

有陽黄陰黄之不同陽黄熱濕鬱在胃也而其原本於脾虛陰黄寒濕蓄在胃也而其原本於腎虛非徒利濕清熱攻伐多脾原敗而腎原虧矣大抵虛熱者救脾陰爲急虛寒者救腎陽爲先

茵陳五苓散　治濕熱發黄便秘煩渴

茵陳　猪苓　赤苓　白术土炒　澤瀉　肉桂

土虛則受濕濕生熱濕熱乘脾中央之黃色乃見酒亦濕熱故並治之茵陳專理濕熱發黃者所必用也佐以澤瀉猪苓則水液分於膀胱佐以白朮茯苓則土旺可以勝濕桂之爲用能令諸藥直達熱所蓋嚮導之兵也

梔子蘗皮湯　治陽黃身黃發熱者

梔子　黃栢皮　炙甘草

梔子栢皮表劑也以寒勝熱以苦燥濕已得治黃之要矣乃緩以甘草黃必內合太陰之濕化若發黃者熱已不瘀於裏有出表之勢故汗下皆所不必但當奠安脾土使濕

熱二邪不能復合其黃自除○梔子厚朴湯言熱梔子乾薑湯言寒治皆在裏此治在表也

麻黃連軺赤小豆湯（連軺即連翹根）表裏分解法

麻黃　連軺　赤小豆　杏仁　生薑　生梓白皮
甘草　大棗　先煑麻黃再沸去上沫　潦水煎

太陽之熱或陽明之熱內合太陰之濕乃成瘀熱發黃病雖從外之內而粘着之邪當從陰以出陽也杏仁赤小豆泄肉理濕熱生薑梓白皮泄肌表濕熱仍以甘草大棗奠安太陰之氣麻黃使濕熱從汗而出太陽連軺根導濕熱

從小便而出太陽潦水助藥力從陰出陽經云濕上甚爲熱若濕下行則熱解熱解則黃退也

茵陳大黃湯　治身黃如橘子色腹滿便閉者

茵陳　梔子　大黃

茵陳梔子寒勝熱苦勝濕在表之濕熱可除若在裏便閉非大黃不能蕩滌腸胃下燥結而除汗熱也

加味枳朮湯　治穀疸傷食者名穀疸

白朮　枳實　陳皮　麥芽炒　山查　茯苓　神麯

連翹　茵陳　荷葉　澤瀉　傷酒加葛根

若便閉去白朮加萊菔子黃芩

白朮除胃中濕熱枳實消胃中停滯荷葉取之以升發胃中生氣此東垣原法也佐以麥芽山查神麯大和中焦茯苓陳皮以和脾土連翹茵陳以散濕熱澤瀉功專利濕行水此治穀疸者

理脾陰煎 汪蘊谷製 大補脾陰治陽黃

南沙參　白朮土炒　茯苓　山藥　扁豆炒　陳皮

甘草炙　茵陳　梔子　白芍炒　苡仁　穀芽炒

五味異功散以沙參易人參複以山藥扁豆苡仁甘益坤

土白芍穀芽如脾茵陳梔子清濕熱

培腎元煎 汪蘊谷製 大補腎元治陰黄

熟地 當歸 山藥 枸杞子 製附子 白朮土炒

茯苓 甘草炙 炮薑 黄芪炙 人參

參苓朮草能補五臟之氣熟地歸杞分補腎經精血黄芪

山藥雙補脾臟陰陽腎中真陽大虧薑附可以回陽壯火

硝石礬石散 治女勞黑癉

硝石芒硝之底沉凝者 礬石燒等分

右二味爲散以大麥粥汁和服方寸匕日三服病隨

大小便去小便正黃大便正黑是其候也

消石礬石散悍劑也女勞黑癉腹滿者死證也讀仲景原文當急奪下焦之瘀血庶可幹全生氣舍此別無良法可醫惜乎後醫不解病情惟知清熱去濕隔靴搔癢日漸困篤迨至束手而斃殊不知女勞傷其精而溺血若血能流通則無發黃變黑之證矣若精竭而血不行鬱遏於膀胱少腹必然陰虛火發而湧泉灼熱明是真精耗竭君相二火愈炎薰蒸於脾則身黃燎原於腎則額黑故金匱下文云非水也其殆腎氣之所發也歟治以消石直趨於下苦

醎入血散火破瘀礬石酸寒佐消石下趨清腎與膀胱之熱別録云除錮熱在骨髓是也和以大麥粥汁服者以方寸匕之藥藉大麥下氣之性而助其功用也○金匱另有酒癉之黑乃是濕熱瘀而不行營血腐敗之色又非消石散之所治矣

茵陳四逆湯　治發黃脉沉而遲肢體冷逆腰以上自汗

茵陳　附子　乾薑　甘草炙　肉桂去皮

此陰證發黃也陰寒盛於下則戴陽於上故上體見陽症

下體見陰症陰盛於下故見陰脉之沉遲兼陰症之四逆陽戴於上故見陽症之發黃上體之自汗也茵陳治黃之要藥故無分於寒熱而用之附子乾薑炙甘草回陽之要品也故有陰寒則用之然必冷服者恐薑附發於上焦陽盛之區而下部陰寒之分反不及也

五君子煎　治脾胃虛寒嘔吐泄瀉而兼濕者

人參　茯苓　白朮土炒　甘草炙　乾薑

四君參苓朮草加乾薑温以通陽安胃止嘔健脾止瀉培元養胃實爲司命之方也

百合病

百合病者百脉一宗悉致其病也意欲食復不能食常默默然欲卧不能卧欲行不能行飲食或有美時或有不用聞食臭時如寒無寒如熱無熱口苦小便赤諸藥不能治得藥則劇吐利如有神靈者形神如和其脉微數

百合知母湯

百合七枚 知母三兩

右先以水洗百合漬一宿當白沫出去其水更以泉

水二升煎取一升去滓別以泉水二升煎知母取一升去滓後合和煎取一升五合分溫再服

滑石代赭湯

百合七枚 滑石三兩碎綿裹 代赭石如彈丸大一枚碎綿裹

右先以水洗百合漬一宿當白沫出去其水更以泉水二升煎取一升去滓別以泉水二升煎滑石代赭取一升去滓後合和重煎取一升五合分溫分

百合雞子湯

百合七枚 雞子黃一枚

右先以水洗百合漬一宿當白沫出去其水更以泉水二升煎取一升去滓內雞子黃攪勻煎五分溫服

百合地黃湯

百合七枚　生地汁一升

右以水洗百合漬一宿當白沫出去其水更以泉水二升煎取一升去滓內生地汁煎取一升五合分溫再服中病勿更服大便當如漆

通章言百合病百脉一宗不但主於營衛而手足六經悉能致其病汗吐下皆非所宜本文云百脉一宗明言病歸

於肺君以百合甘涼清肺卽可療此疾故名百合病再佐
以各經清解絡熱之藥治其病所從來當用先後煎法使
不悖於手足經各行之理期以六十日六經氣復而自愈
若太陰太陽無病惟少陰少陽厥陰陽明四經爲病期以
四十日愈若僅屬厥陰陽明二經爲病期以二十日愈讀
第四章末經汗吐下者治以百合地黃湯中病勿更服大
便如漆熱邪已洩再服恐變疟也論症以溺時頭痛爲辨
蓋百脉之所重在少陰太陽以太陽統六經之氣其經上
循巔頂下通水道氣化不行乃下溺而上頭痛少陰爲生

水之源開闔澁乃溺而淅淅然若誤汗傷太陽者溺時頭痛以知母救肺之陰使膀胱水藏知有母氣救肺即所以救膀胱是陽病救陰之法也誤下傷少陰者溺時淅然以滑石上通肺下通太陽之陽恐滑石通腑利竅仍蹈出汗之弊乃複代赭石重鎮心經之氣使無汗泄之虞救膀胱之陽即所以救肺之陽是陰病救陽之法也誤吐傷陽明者以雞子黃救厥陰之陰以安胃氣救厥陰即所以奠陽明救肺之母氣是亦陽病救陰之法也以百合一味引伸諸方總不外乎補陰補陽之理舉此可以類推

證因方論集要卷二

遺精

還少丹　栢子養心丸　家韭子丸　金鎖思仙丹

秘精丸　保元湯　潤燥澁精湯　固陰煎

便血

黃土湯　赤小豆當歸散　地榆湯　葛花解酲湯

壽脾煎　地骨皮飲　聖濟大建中湯　化肝湯

溺血

五淋散　七正散　阿膠散　人參固本丸　清肺飲

赤導散 茅根散 白茯苓散 琥珀散 桑螵蛸散

苓术菟絲丸

暑證

五物香薷飲 六一散 藿香正氣散 人參飲子

漿水散 白虎湯 清暑益氣湯 十味香薷飲

理陰煎 大順散 抑扶煎 補陽飲 白虎加人參湯

濕證

栝蔞根桂枝湯 防已茯苓湯 四苓散 大分清飲

小分清飲 茱萸六一散 理中湯 佐關煎

聖术煎　萎蕤湯　桂苓甘露飲

泄瀉

香砂六君子湯　益黃散　錢氏白术散　溫脾湯

大和中飲　小和中飲　加味七神丸　調中散

參苓白术散　八珍糕　赤石脂禹餘糧湯　桃花湯

痢疾

升麻葛根湯　白术湯　芍藥湯　治痢散　補胃湯

溫六丸　樸黃丸　導氣湯　桃仁承氣湯　開噤散

真人養臟湯　黃金湯　人參八味湯　回陽救急湯

胃關煎　收陰養胃煎　調胃承氣湯　白頭翁湯

腫脹

金匱腎氣湯　犀角湯　桂苓术甘湯　壯火溫脾湯

大安丸　實脾散　大橘皮湯　小半夏加茯苓湯

升陽除濕湯　熱鬱湯　烌濕消中飲　平中飲

消胃飲　五皮飲

感證

麻黄附子細辛湯　越脾湯　桂枝湯　防風黄芪湯

九味羌活湯　活人敗毒散　柴胡加龍骨牡蠣湯

桂枝加芍藥湯　小青龍湯　升陽益胃湯　歸柴飲

參胡三白湯

證因方論集要卷二

海陽汪汝麟石來集

遺精

夢而遺者謂之遺精不夢而遺者謂之精滑大抵有夢者由於相火之強不夢者由於心腎之虛正以心爲君火腎爲相火心有所動腎必應之故君火搖於上相火熾於下則水不能藏而精隨以泄斯時也精竭則陰虛陰虛則無氣以致爲勞爲損可無畏乎

還少丹　治脾腎虛寒飲食少思發熱盜汗遺精白濁氣血虧損等證

熟地　枸杞子　肉蓯蓉　遠志　小茴　巴戟天
萸肉　山藥　石菖蒲　楮實子　牛膝　杜仲
茯苓　當歸身　大棗

腎爲先天根本脾爲後天根本二本固則老可還少熟地枸杞蓯蓉味之厚者也精不足者補之以味是巳茴香杜仲巴戟性之温者也陽不足者益之以温是巳遠志菖蒲辛以潤之也萸肉五味酸入東方腎肝同治也杜仲牛膝

直至少陰山藥茯苓兼通脾土此本腎藥腎足則少火薰
蒸脾胃脾胃賴母以健運矣命曰還少不亦宜乎

栢子養心丸　治心勞太過神不守舍合眼則夢
遺洩不常

栢子仁　茯神　棗仁炒　生地　當歸　五味子
辰砂　犀角鎊片　炙甘草

心勞則陽動坎水不能上承所謂亢則害也以生地犀角
涼心血以當歸棗仁補心陽以栢子茯神養心神五味歛
心氣辰砂瀉心熱甘草和營

家韭子丸　治少長遺溺及男子虛劇陽氣衰敗

小便白濁夜夢遺精

家韭子炒　鹿茸酥炙　肉蓯蓉　牛膝　熟地　石斛

菟絲子　當歸　巴戟天　杜仲　桂心　乾薑

此足少陰厥陰藥也腎陽虛則封蟄不固肝陽虛則神魂不斂韭子補肝腎助命門鹿茸添精髓煖腎陽蓯蓉巴戟以溫腎杜仲菟絲以溫肝當歸和血牛膝強筋熟地滋腎水川斛益腎精桂心疎通血脈乾薑宣通衛陽如是則肝腎陽充神安而遺濁自愈矣

金鎖思仙丹　治男子嗜慾太過精血不固此濟以去脫之劑

蓮蕊鬚　芡實　石蓮子　金櫻膏

慾熾則精竅滑芡實金櫻乃水陸二仙丹甘能益精濇能止脫合之蓮子交通心腎蓮鬚濇精皆所以治滑脫也

秘精丸　有相火必生濕熱則水不清不清則不固本方以理脾導濕爲先濕袪水清而精自止矣

白朮　山藥　茯苓　茯神　蓮子肉　芡實

蓮花鬚　牡蠣　黃栢　車前子

白朮山藥茯苓蓮子芡實以補脾且蓮芡得天陽地陰浹洽之氣牡蠣清熱補水蓮鬚濇精秘氣茯神養心黃栢苦以燥濕車前甘以利水濕熱清水道利自無遺泄之患矣

保元湯　治氣虛血弱之總方也

黃芪　人參　甘草

柯韻伯曰保元者保守其元氣之謂也氣一而已主腎爲先天真元之氣主胃爲後天水穀之氣者此指發生而言也又水穀之精氣行於經隧爲營氣水穀之悍氣行於脈外爲衛氣大氣之積於胸中而司呼吸者爲宗氣是分後

天運用之元氣而爲三也又外應皮毛協營衛而主一身之表者爲太陽膀胱之氣內通五藏司治節而主一身之裏者爲太陰肺經之氣通行內外應腠理而主一身之半表半裏者爲少陽三焦之氣是分先天運行之元氣而爲三也此方用黃芪護表人參固裏甘草和中三氣治而元氣足矣

潤燥濇精湯 黃錦芳製 治遺精不時懸飢畏聞人聲煩躁昏倦溺時作痛

熟地 白芍炒 菟絲子 龍骨 山藥 麥冬

玉竹　龜版膠

熟地以滋腎陰山藥以補脾陰麥冬以養肺陰白芍以斂肝陰兎絲温陰中之陽玉竹潤氣分之燥龍骨性濇以固精竅龜膠質厚以遏陰火

固陰煎　治陰虚滑泄帶濁遺淋

熟地　人參　山藥　萸肉　遠志　菟絲子

五味子　炙甘草

人參熟地兩補氣血山萸濇精固氣山藥理脾固腎遠志交通心腎炙甘補衛和陰兎絲强陰益精五味酸斂腎氣

陰虛精脫者補以固陰也

便血

血在便前者其來近或在廣腸在肛門血在便後者其來遠或在大腸在胃大抵有火者多因血熱迫血妄行無火者多因虛滑或脾胃陽虛或氣陷血亦陷蓋脾統血脾氣虛則不能收攝脾化血脾氣虛則不能運化也

黃土湯　治先便後血

甘草　白朮　附子　乾地黃　阿膠　黃芩

竈中黃土

赤小豆當歸散　治先血後便

赤小豆浸出芽 當歸

金匱云下血先血後便此近血也明指脾絡受傷日滲腸間瘀積於下故大便未行而血先下主之以赤小豆利水散瘀當歸和脾止血若先便後血此遠血也明指肝經別絡之血因脾虛陽陷生濕血亦就濕而下行主之以竈心土溫燥而去寒濕佐以生地阿膠黃芩入肝以治血熱白术附子甘草扶陽補脾以治本虛近血內瘀專力清利遠

血因虛故兼溫補治出天淵須明辨之

地榆湯　治結陰者下瘀血

地榆　甘草半生半炙　砂仁炒

陰氣自結不和於陽也結則下瘀血若瘀血去盡而再結再下三結三下斷續不絕亦危症也治以地榆身能止血稍能行血甘草生用能行肝胃二經汚濁之血炙之入陰而溫散血中之結煎時另入砂仁香而能竄內醒臟氣引領二味止血開結此結之徵乎內者從裏解也

葛花解醒湯　治飲酒太過痰逆嘔吐心神煩亂

胸膈痞塞手足顫搖飲食減少小便不利腸紅

人參　白术　茯苓　砂仁　白豆蔻　葛花

青皮　陳皮　猪苓　澤瀉　神麯　木香

葛花獨入陽明令濕熱從肌肉而解白蔻砂仁皆辛散解酒故以爲君神麯解酒而化食木香調氣而温中青皮陳皮除痰而疏滯二苓澤瀉能驅濕熱從小便出乃內外分消之劑飲多則中氣傷故又加參术以補其氣也

壽脾煎　治脾虛不能攝血凡憂思鬱怒積勞及中氣虧陷神魂不安大便血脫婦人無火崩淋

人參　白朮土炒　山藥　棗仁炒　遠志　當歸

甘草炙　乾薑　蓮肉

參朮甘草所以補脾遠志棗仁所以補心當歸養血乾薑舒脾山藥蓮肉補脾行滯助參朮有陽生陰長之理

地骨皮飲　治陰虛火旺骨蒸發熱日靜夜劇婦人熱入血室胎前發熱者

熟地　當歸　川芎　白芍　地骨皮　丹皮

柯韻伯曰陰虛者陽必湊之故熱仲景曰陰弱則發熱陽氣下陷入陰中必發熱然當分三陰而治之陽邪陷入太

陰脾部當補中益氣以升舉之清陽復位而火自熄也若陷入少陰腎部當六味地黃丸以對待之壯水之主而火自平也陷入厥陰肝部當地骨皮飲以涼補之血有所藏而火自安也四物湯爲肝家滋陰調血之劑加地骨皮清志中之火以安腎補其母也加牡丹皮清神中之火以涼心瀉其子也二皮涼而不潤但清肝火不傷脾胃與四物加知栢之濕潤而苦寒者不同矣故逍遙散治肝火之鬱於本藏者也木鬱達之順其性也地骨皮飲治陽邪之陷於肝臟也客者除之勿縱寇以遺患也二方皆肝家得力

之劑

聖濟大建中湯　治寃熱腹痛而出白液病名曰

蠱

人參　黃芪炙　當歸　白芍炒　甘草炙　遠志

龍骨　澤瀉　加生薑五片煎

風邪從肺乘勝至脾脾風傳腎爍土之氣腎之所惡真精不守即左傳以喪志爲蠱也當此之時雖云可按可藥然邪及四臟亦死期將至矣治以人參黃芪當歸白芍甘草柔脾之陽以化燥氣佐以遠志強志益腎澤瀉滌熱止洩

龍骨固守眞精處方在脾主治在腎二臟並治故名大建中

化肝煎　治因怒氣逆動火致爲煩熱脇痛脹滿動血等證

青皮　陳皮　白芍炒　丹皮　澤瀉　山梔炒　貝母

青陳疏肝去脹梔芍平肝瀉火丹皮除煩土貝之用袪痰止痛療鬱結也

溺血

溺孔之血其來近者出自膀胱治宜清利膀胱之火其來遠者出自小腸宜清臟腑致火之原至於精道之血必自精宮血海而出於命門何以辨之病在小腸者必從溺出病在命門者必從精出治法不同水道之血宜利精道之血不宜利濇痛不通者亦宜利血滑不痛者不宜利也

五淋散　治膀胱有火水道不通淋漓不出或尿如豆汁或成砂石或如膏汁或熱怫便血

赤苓　赤芍　梔子　當歸　甘草　加燈心煎

壯火食氣則化源無藉乃癃閉淋漓膏淋豆汁砂石膿血

而水道爲之不利矣總由化源之不淸非關決瀆之失職故急用梔苓治心肺以通上焦之氣而五志火淸歸芍滋肝腎以安下焦之氣而五臟陰復甘草調中焦之氣而陰陽分淸則太陽之氣自化而膀胱水潔矣

七正散　治心經藴熱小便赤澁淋閉不通及血淋等證

車前子　木通　滑石　山梔　瞿麥　萹蓄

甘草　加燈心引

通可以去滯瀉可以去秘滑可以去着故用木通瞿麥萹

蓄通其滯用山梔瀉其秘用車前滑石滑其着用甘草稍取其堅實能瀉熱於下

阿膠散　心主血心氣熱則遺熱於膀胱陰血妄行而溺出焉

阿膠　丹參　生地　山梔　血餘　丹皮　麥冬　當歸

阿膠甘平滋腎補陰止血去瘀故以爲君生地瀉心之火丹皮瀉血中伏火山梔色赤入心瀉心肝之邪熱由小便出丹參麥冬清心熱當歸和血血餘止血治其標也

人參固本丸　治脾虛煩熱金水不足及肺氣燥熱作渴作嗽或小便短少赤色澀滯如淋大便燥結此陰虛有火之聖藥也

人參　天冬　麥冬　生地　熟地

肺主氣而氣根於丹田肺畏火而制火必本於腎水故肺腎爲子母之臟用人參大補元氣二冬清肺熱二地益腎水劑之爲丸用之於下所謂壯水之主以制陽光是也非固本而何

清肺飲黃錦芳製　治肺熱移於小腸溺血飲食如故

黄芩　生地　阿膠　甘草稍

黄芩以清肺熱阿膠以潤肺燥生地以瀉心火甘草稍以通小腸直入血分不雜氣藥

赤導散　治心火並溺血等證

生地　竹茹　木通　甘草

生地竹茹可以凉心佐以木通甘草則直入小腸膀胱矣曰赤導者導丙丁之火由溺而出也

茅根散　治驚氣動心溲赤如血

人參　茯神　生地　茅根　車前子　髮灰

人參茯神定心治病之本生地瀉心之火茅根車前瀉小腸之火髮灰止血治其標也

白茯苓散　治遺溺

茯苓　龍骨　乾薑　製附子　肉桂　熟地　續斷　甘草炙　桑螵蛸

小便不禁者膀胱虛寒也補之以桂附乾薑熟地甘草收之以龍骨螵蛸引之以續斷茯苓壯水之主而氣化流行也

琥珀散　治氣淋血淋膏淋砂淋等證

琥珀　木通　當歸　木香　鬱金　扁蓄　滑石

滑可以去着故用滑石琥珀通可以去滯故用木通扁蓄用當歸者取其活血用木香鬱金者取其利氣也

桑螵蛸散　治陽氣虛弱小便不禁

桑螵蛸炒　鹿茸酥炙　黃芪炙　牡蠣煆　人參　赤石脂

人參黃芪大補元氣氣虛則小便數以牡蠣螵蛸固之石脂濇以止脫鹿茸溫煖腎陽

苓术菟絲丸　治脾腎虛損不能收攝以致夢遺精滑困倦等證

茯苓　兎絲子　白术　蓮肉　山藥　甘草炙
五味子　杜仲
苓术蓮肉山藥以補脾杜仲菟絲以固腎五味收攝腎氣炙甘和中益陽

暑證

靜而得之者爲陰暑動而得之者爲陽暑陰暑宜溫補陽暑宜淸熱喜食瓜菓者脾胃寒而吐利作勞苦烈日者眞陰傷而渴汗生蓋暑熱傷氣益氣而暑自消暑熱傷陰益

陰而暑自退値此陽氣外泄之時其氣必虛耳

五物香薷飲　治一切暑毒腹痛霍亂吐瀉或頭痛昏憒等證

香薷　茯苓　扁豆炒　厚朴薑汁炒　甘草炙

香薷辛溫香散能入脾肺氣分發越陽氣以散皮膚之蒸熱厚朴辛溫除濕散滿以解心腹之凝結茯苓扁豆甘淡能消脾胃之暑濕降濁而升淸甘草和中健脾○香薷乃夏月解表之藥如冬月之麻黃氣虛者尤不可服

益元散　治中暑表裏俱熱煩躁口渴小便不通

瀉痢熱瘏霍亂吐瀉

滑石飛六兩 生甘草一兩 辰砂飛淨三錢

滑石氣輕能解肌質重能清降寒能瀉熱滑能通竅淡能行水使肺氣降而下通膀胱故能祛暑住瀉止煩渴而利小便也加甘草者補其中氣又以緩滑石之寒滑也加辰砂者以鎮心神而瀉丙丁之邪熱也其數六一者取天一生水地六成之義也

藿香正氣散 治外感風寒內停飲食頭疼寒熱或霍亂吐瀉痞滿嘔逆及四時不正之氣等證

藿香　砂仁　厚朴　茯苓　紫蘇　陳皮　白芷

半夏　桔梗　甘草炙　加薑棗煎

吳鶴臯曰四時不正之氣由鼻而入不在表而在裏故不用大汗以解表但用藿香芬芳利氣之品主之蘇芷陳砂桔朴皆氣勝者也故足正不正之氣苓夏甘草則甘平之品所以培養中氣者矣若病在太陽與此湯全無相干傷寒脉沉發熱與元氣本虛之人并夾陰發熱者宜戒又金不換正氣散卽平胃散加半夏藿香凡受山嵐瘴氣及出遠方不服水土吐瀉下利者主之蓋平胃散可以平濕土

而消瘴半夏之燥以醒脾藿香之芬以開胃名曰正氣謂能正不正之氣耳

人參飲子 治暑月衄血

人參 黃芪 麥冬 當歸 白芍炒 五味子 炙甘草

內經云必先歲氣無伐天和故時當暑月則肺金受尅令人乏氣之時也理宜清金益氣清金故用麥冬五味益氣故用參芪甘草白芍之酸所以收其陰當歸之辛所以養其血此亦虛火可補之劑也

漿水散　治夏月暴瀉亡陽汗多腹冷氣少脉微

桂枝　乾薑　熟附子　半夏　良薑　炙甘草

土漿二盞煎

土漿水功專去暑濕解渴熱故以名方君以桂枝乾薑附子迎三焦之陽內返中焦臣以炙甘草土漿水奠安陰氣俾微陽有所歸附仍佐以半夏通經良薑通絡爲之交通上下旋轉陰陽庶陽氣有運行不息之機而後元神可復

白虎湯　治表有熱裏有邪宜用此以解內外之熱及一切中暑煩熱熱結癍黃狂躁大渴等證

石膏杵碎綿裹　知母　甘草炙　粳米

白虎湯治陽明經表裏俱熱與調胃承氣湯爲對峙調胃承氣導陽明腑中熱邪白虎泄陽明經中熱邪石膏泄陽知母滋陰粳米緩陽明之陽甘草緩陽明之陰因石膏性重知母性滑恐其疾趨於下另設煎法以米熟湯成俾辛寒重滑之性得粳米甘草載之於上逗遛陽明成清化之功名曰白虎湯虎爲金獸以明石膏知母之辛寒肅清肺金則陽明之熱自解實則瀉子之理也

清暑益氣湯　長夏濕熱蒸人四肢困倦精神減

少身熱氣高煩心便黄渴而自汗脉虚者主之

人參　黄芪炙　甘草炙　白术土炒　蒼术　神麯炒

青皮　升麻　乾葛　麥冬　五味子　當歸

黄栢　澤瀉　陳皮

清暑益氣湯東垣治脾胃虚衰所生受病之方也夏月襲凉飲冷内傷脾胃抑遏真陽而外傷暑濕上焦心肺先受之亟宜益氣不令汗泄以亡津液人參黄芪炙草之甘補元氣退虚熱麥冬之寒滋水源清肺熱五味之酸瀉肝火收肺氣白术澤瀉上下分消其濕熱廣皮青皮理脾氣而

達肝邪升麻葛根蒼朮助辛甘之味引清氣以行陽道俾清氣出於脾右遷上行以和陰陽濕勝則食不消用炒神麯以消痞滿熱勝則水涸用黃栢補水虛以滋化源

吳鶴皐曰暑令行於夏至長夏則兼濕令矣此方兼而治之酷暑則表氣易泄兼濕則中氣不固黃芪所以實表白朮神麯甘草所以調中大暑橫流肺金受病人參五味麥冬所以補肺斂肺清肺經所謂扶其所不勝也火盛則水衰故以黃栢瀉濕滋其化源津液亡則口渴故以當歸乾葛生其胃液清氣不升升麻可升濁氣不降二皮可理蒼

术之用爲兼長夏濕也

程郊倩曰人知清暑我兼益氣以暑傷氣也益氣不獨金能敵火凡氣之上騰而爲津爲液者冋下卽腎中之水水氣足火淫自却也

十味香薷飲　治伏暑身體倦怠神昏頭重吐瀉

香薷　人參　黄芪炙　白术土炒　茯苓　陳皮　厚朴薑汁炒　扁豆炒　木瓜　甘草炙

卽五物香薷飲加參芪者所以補肺益氣加白术陳皮者所以助脾調中木瓜酸温利濕收脱能於土中瀉木平肝

而和脾此外感而兼內傷之症故用香薷淸暑解表而以諸藥專調中宮也然勞倦內傷必用淸暑益氣內熱大渴必用人參白虎若用香薷是重虛其表而反濟以內熱矣

理陰煎　治眞陰虛弱脹滿嘔噦痰飲惡心吐瀉腹痛及婦人經遲血滯等證

當歸　熟地　甘草炙　肉桂　乾薑

歸地塡少陰之精爲補營血之品乾薑固陽以配陰炙甘和中以煖陰加肉桂大能陰中補陽有雲騰化雨之妙也

大順散　治避暑廣廈貪生冷襲凉風抑遏陽氣

而爲吐瀉者

甘草三兩 乾薑 杏仁去皮尖 肉桂各四兩 每服二三錢

祖仲景大青龍湯以肉桂易桂枝而變爲裏法病由暑濕傷脾故先將甘草同白砂砂微黄白砂即河砂次入生乾薑同炒令薑裂辛甘化陽以快脾欲再入杏仁同炒令杏仁不作聲爲度去白炒利肺氣以安吐逆白砂本草主治絞腸痧痛用之拌炒以燥脾濕復以肉桂合爲散俾芳香入陰升發陽氣以交中焦去脾之濕濕去而陽氣得升三焦之氣皆順矣

抑扶煎　治氣冷陰寒暴傷生冷致成瀉痢脹痛

嘔惡等證

猪苓　澤瀉　陳皮　厚朴　烏藥　吳萸

黑薑　甘草炙

陳朴燥脾去濕猪澤分消水邪烏藥甘草和中快胃黑薑

吳萸煖中溫寒

輔陽飲　黃錦芳製　治外胃陰暑內滯不消口渴喜熱

而不喜冷大汗如雨止在上半一身

茯苓　半夏　杏仁　熟附子　生薑　砂仁

茯苓半夏通陽杏仁能利肺氣砂仁可和中焦附子挽回失散之元陽并可收斂營液生薑辛以宣其陰凝此元氣不振邪乘其腠理不密而襲之也

白虎加人參湯　治赤癍口渴煩渴暑熱脉虛

石膏　知母　甘草炙　粳米　人參　米熟湯成煎

陽明熱病化燥用白虎加人參者何也石膏辛寒僅能散表熱知母甘苦僅能降裏熱甘草粳米僅能載藥留於中焦若胃經熱久傷氣氣虛不能生津者必須人參養正回津而後白虎湯乃能清化除燥

濕證

雨露水土外因之濕也酒酪瓜菓內因之濕也濕熱可清可利寒濕宜燥宜溫且內濕有屬陰虛者須用壯水補陰有屬陽虛者須用益火補陽

栝蔞根桂枝湯　治太陽痓濕病

栝蔞根　桂枝　芍藥　甘草　生薑　大棗

風濕混擾於太陽陽氣爲濕邪所滯不得宣通非寒邪之沉遲脉也治以栝蔞根桂枝湯者風則用桂枝湯成法濕

則君以栝蔞根酸苦入陰內走經絡解天行時熱以降濕合之桂枝和營衛而治痙是表法變爲和法也

防已茯苓湯　通治風濕皮水二證

防已　黃芪　桂枝　茯苓　甘草

漢防已太陽入裏之藥泄腠理療風水金匱汗出惡風者佐白朮水氣在皮膚聶聶動者佐桂枝一以培土一以和陽同治表邪微分標本蓋水濕之陽虛因濕滯於裏而汗出故以白朮培土加薑棗和中胃不和再加芍藥皮水之陽虛因風水襲於表內合於肺故用桂枝解肌散邪兼固

陽氣不須薑棗以和中也太陽腰髀痛泰用兩方如鼓應桴

四苓散　治脉浮小便不利熱微消渴者發汗已脉浮數煩渴者中風發熱六七日不解而煩有表裏證渴欲飲水水入即吐者

澤瀉　猪苓　茯苓　白朮土炒　加肉桂即五苓散

苓臣藥也二苓相輔則五者之中可爲君藥矣故曰五苓猪苓澤瀉相須藉澤瀉之鹹以潤下茯苓白朮相須藉白朮之燥以升精脾精升則濕熱散而小便利即東垣欲降

先升之理也然欲小便利者又難越膀胱一腑故以肉桂熱因熱用內通陽道使太陽裏水引而竭之當知是湯耑治留着之水滲於肌肉而爲腫滿若水腫與足太陰無涉者又非對症之方

程郊倩曰標邪傳入膀胱是謂犯本其人必消必小便不利宜可消水矣乃一症以水入則拒而吐一症以水入則消何居膀胱爲津液之府熱入而蓄邪水致小便不利也是則水氣挾熱而上升必至格水此渴欲飲水水入即吐也用五苓者取其開結利水也水泉不致留結邪熱從小

便出矣若熱微消渴是則熱入膀胱而燥其津液乃成消渴此膀胱無邪水之蓄亦用五苓者以化氣囘津也使膀胱之氣騰化故渴亦止而病愈然症必以脉浮數煩渴爲脉表症裏知非陽明之裏而仍爲大陽之裏故以五苓主之也

趙羽皇曰人身之水有二一爲真水一爲客水真水者卽天一之所生客水者卽食飲之所溢故真水惟欲其升客水惟欲其降若真水不升則水火不交而爲消渴客水不降則水土相混而爲腫滿五苓散一方爲行膀胱之水而

設亦爲逐內外水飲之首劑也蓋水液雖注於下焦而三焦俱有所統故肺金之治節有權脾土之轉輸不怠腎關之開闔得宜則溲溺方能按時而出若肺氣不行則高源化絕中州不運則陰水泛流坎藏無陽則層冰內結水終不能自行不明其本而但理其標可乎方用白朮以培土土旺而陰水有制也茯苓以益金金清而通調水道也桂味辛熱且達下焦味辛則能化氣性熱專主流通州都溫煖寒水自行再以澤瀉豬苓之淡滲佐之禹功可奏矣

羅東逸曰傷寒之用五苓允爲太陽寒邪犯本熱在膀胱

故以五苓利水瀉熱然用桂枝者所以宣邪而仍治太陽也雜症之用五苓者特以膀胱之虛寒水為壅茲必肉桂之厚以君之而虛寒之氣始得運行宣泄二症之用稍異不可不辨

五苓與真武對看五苓行客水之有餘真武護真水之不足皆所以行水也不可不知

大分清飲　治積熱閉結小水不利濕熱疸黃蓄血淋濁等證

梔子炒　猪苓　茯苓　澤瀉　木通　枳殼　車前子

二苓滲濕車前澤瀉通閉木通利水通淋黑梔消除疸濕
枳殼破結逐瘀水道大分利之

小分清飲　治小便不利濕熱腫脹不能受補者

茯苓　澤瀉　苡仁　猪苓　枳殼　厚朴

二苓枳澤利濕滲水厚朴苡仁燥濕而消水腫小分利之

茱萸六一散　治濕熱吞酸之證

滑石　甘草　吳萸

滑石寒而滲寒能勝熱滲能導利故以之勝濕熱吳茱萸味辛性熱能反佐以從事甘草性溫氣平能和中而瀉火

理中湯　治中氣不運，腹中不實，口失滋味，病久不食，臟腑不調，與傷寒直中太陰，自利不渴，寒多而嘔等證。

人參　白朮土炒　炮薑　甘草炙

加熟附子，即名附子理中湯。

理中者，理中焦之氣以交於陰陽也。上焦屬陽，下焦屬陰，而中焦則為陰陽相偶之處。仲景立論，中焦熱則主五苓以治太陽，中焦寒則主理中以治太陰。治陽用散，治陰用丸，皆不及於湯，恐湯性易輸易化，無留戀之能，少致和之

功耳人參甘草甘以和陰也白术乾薑辛以和陽也辛甘相輔以處中陰陽自然和順矣

程郊倩曰陽之動始於温温氣得而穀精運穀氣升而中氣贍故名曰理中實以燮理之功與中焦之陽也若胃陽虛卽中氣失宰膻中無發宣之用六腑無灑陳之功猶如釜薪失焰故下至清穀上失滋味五臟凌奪諸症所由來也參术炙草所以固中州乾薑辛以守中必假之以焰釜薪而騰陽氣是以穀入於陰長氣於陽上輸華蓋下攝州都五臟六腑皆以受氣矣此理中之旨也若水寒互勝卽

當脾腎雙溫附子之加而命門益土母溫矣

佐關煎　治生冷傷脾瀉痢未久腎氣未損宜此
以去寒濕安脾胃

肉桂　陳皮　甘草炙　厚朴　扁豆炒　猪苓
山藥炒　澤瀉　乾薑

山藥扁豆健脾陳朴快胃猪苓澤瀉滲濕止瀉肉桂乾薑
溫理中寒炙甘草煖中調和胃氣也

聖术煎　治飲食偶傷吐瀉胸膈痞悶脇肋疼痛
過用尅伐等證

白朮土炒　乾薑　肉桂　陳皮

白朮健脾乾薑溫胃肉桂驅寒陳皮快氣健脾而食自消和胃而瀉自止

萎蕤湯　治濕溫傷人久久不已發熱身痛等證

萎蕤一兩　茯苓三錢

萎蕤甘平不寒不燥可代人參但性緩耳去風熱濕溫退蒸解熱佐以茯苓發熱身痛俱得痊矣久病最宜

河間桂苓甘露飲　消暑去濕解熱

茯苓　猪苓　澤瀉　甘草　白朮　肉桂

滑石　石膏　凝水石　生薑湯調下

五苓去濕三石解熱濕熱既去一若新秋甘露降而暑氣潛消矣夫濕爲陰邪全賴太陽氣化以利小便莫若五苓散爲當若熱在濕下者則爲粘着之邪又當寒燥以勝之莫妙於三石之功捷速滑石性雖重而味淡故能上利毛腠之竅以清水濕之源石膏辛寒入胃辛能發汗寒以勝熱故能泄中焦之熱出走膀胱凝水石辛鹹入腎爲鹽之精故能凉血滌熱從小便而出

泄瀉

濕多成五瀉瀉之屬濕也明矣然有濕熱有寒濕有食積有脾虛有腎虛皆能致瀉宜分而治之凡治瀉須利小便然有食積未消者正不宜利小便必俟食積既消然後利之是以瀉多亡陰亡其陰中之陽耳

香砂六君子湯　治氣虛腫滿痰飲結聚脾胃不和變生諸證者

人參　白朮土炒　茯苓　甘草炙　陳皮　半夏炒

砂仁　木香

柯韻伯曰經曰壯者氣行則愈怯者著而爲病蓋人在氣交之中因氣而生而生氣總以胃氣爲本食入於陰長氣於陽晝夜循環周於內外一息不運便有積聚或脹滿不食或生痰留飲因而肌肉消瘦喘咳嘔噦諸症蜂起而神機化絶矣四君子氣分之總方也人參致冲和之氣白术培中宫茯苓清治節甘草調五臟諸氣既治病安從來然撥亂反正又不能無爲而治必舉夫行氣之品以輔之則補品不至泥而不行故加陳皮以利肺金之逆氣半夏以疎脾土之濕氣而痰飲可除也加木香以行三焦之滯氣

縮砂以通脾腎之元氣𦡎鬱可開也四君得四輔而補力倍宣四輔有四君而元氣大振相須而益彰者乎

益黃散　治脾胃不足火不生土

人參　黃芪炙　陳皮　黃連　白芍炒　甘草炙生各半

土色黃脾胃應之不直補土而從土中瀉火清金制木以遠客邪故曰益黃此東垣治脾胃不足火不生土而反抗拒是至而不至者爲病之方也經言熱淫於內以甘瀉之人參黃芪炙甘草瀉虛熱以補土之原也經言熱淫於內以酸收之芍藥酸寒能瀉肝而收肺陰黃連生甘草入心

而瀉脾熱金旺火衰而肝風自熄脾胃受益矣以之治小兒慢脾風真神品也

錢氏白朮散　治脾虛泄瀉

人參　白朮土炒　茯苓　甘草炙　木香　乾葛

藿香葉

虛者補之故用四君子湯爲君虛而不醒用藿香木香以運之虛而下陷用葛根以升之

溫脾湯　主治錮冷在腸胃間泄瀉腹痛宜先取去然後調治不可畏虛以養病也

乾薑　肉桂　熟附子　枳實　厚朴　大黃

炙甘草

倣仲景溫下之法以下腸胃之冷積夫脾既寒矣腸既瀉矣而又下之者以錮冷之積滯久留腸胃而不去徒用溫補無益於病也故必以通因通用之法先去其滯而後調補勿畏虛以養血如仲景云太陰病脈弱不利設當行大黃芍藥者宜減之以其人胃氣易動故也今叔微用乾薑肉桂附子爲君複以調胃承氣大黃止用四錢謂非得仲景之遺意哉

大和中飲　治飲食留滯積聚

厚朴　陳皮　砂仁　枳實　麥芽　山查　澤瀉

陳皮厚朴消積祛痰，厚朴砂仁散滿行氣，山查麥芽消油膩而去痰積，澤瀉滲水邪而分清濁。

小和中飲　治胸膈脹悶，胎氣滯滿

厚朴　陳皮　山查　茯苓　扁豆炒　甘草炙　生薑

陳皮厚朴山查寬胸利氣，甘草茯苓扁豆健脾養胃，薑能快胃。小和中氣耳。

加味七神丸　治腎泄如神

肉荳蔻麪裹煨　吳萸　廣木香　補骨脂　白术土炒

茯苓　車前子

此足少陰太陰藥也補骨脂辛苦大溫能補相火以通君火火旺乃能生土故以爲君肉荳蔻辛溫能行氣消食煖胃固腸吳萸辛熱除濕燥脾能入少陰厥陰氣分而補火白术茯苓苦甘補土所以防水木香辛苦功專調氣散滯車前子味甘滲濕治瀉蓋久瀉皆由腎命火衰不能專責脾胃故大補下焦元陽使火旺土強則能制水而不復妄行矣

調中散　治一陽發病少陰嗽洩三焦不利上咳下瀉其動若掣

桂枝　乾薑　五味子　白朮土炒　人參　當歸　赤茯苓　炙甘草

仲景云太陽膀胱嗽不止者當加五味子乾薑王宇泰云三焦嗽者用異功散劉守真因之主調中散以桂枝乾薑五味開太陽以參朮炙草闔陽明而獨倍加桂枝佐以當歸赤苓炙草是不獨治三焦意專重於榮養心陽以安動掣則咳瀉自止

參苓白朮散

治脾胃虛弱飲食不進嘔吐泄瀉或久瀉或大病後調助脾胃

人參　白朮土炒　茯苓　甘草炙　山藥炒　扁豆炒　苡仁炒　蓮肉炒　陳皮　砂仁　桔梗

治脾胃者補其虛除其濕行其滯調其氣而已人參白朮茯苓甘草扁豆蓮肉皆補脾之藥也然茯苓山藥苡仁理脾而兼能滲濕砂仁陳皮調氣行滯之品也茲合參朮苓草煖胃而又能補中桔梗能載諸藥上浮又能通天氣於地使氣得升降而益和且以保肺防燥藥之上僭也

八珍糕　健脾養胃

人參　山藥　茯苓　苡仁　扁豆　芡實

蓮肉　炙甘草　磨末作糕少和白糖

赤石脂禹餘糧湯　主治久利不止大腸虛脫服

理中而利益甚者

仲景治下焦利重用固濇者是殆以陽明不闔太陽獨開下焦關闌盡撤耳若以理中與之從甲已化土復用開法非理也當用石脂酸溫斂氣餘糧固濇勝濕取其性皆重墜直走下焦從戊已化土闔法治之故開太陽以利小便

赤非治法惟從手陽明攔截穀道修其關閘斯爲直捷痛快之治

桃花湯　治少陰腹痛小便不利下利不止便膿血者

赤石脂　乾薑　粳米

桃花湯非名其色也腎臟陽虛用之一若寒谷有陽和之致故名石脂入手陽明經乾薑粳米入足陽明經不及於少陰者少陰下利便血是感君火熱化太過閉藏失職關閘盡撤緩則亡陰矣故取石脂一半同乾薑粳米留戀中

宮截住陽明經氣不使其陷下再內石脂末方寸匕留藥以沾大腸截其道路庶利血無源而自止其腎臟亦安矣

痢疾

積熱在中或爲外感風寒所閉或爲飲食生冷所遏以致火氣不得舒伸逼迫於下裹急而後重也所以行血則便膿自愈調氣則後重自除若日久脾虛者清而補之氣虛下陷者升而提之若邪熱塞於胃脘嘔逆不食者啟之若久痢變爲虛寒四肢厥冷腎必受傷不爲溫煖元陽誤事

者衆矣

升麻葛根湯　治陽明表熱下利兼治痘疹初發

升麻　葛根　芍藥　甘草炙

柯韻伯曰此爲陽明初病解表和裏之劑可用以散表熱亦可用以治裏虛一方而兩擅其長也內經所謂暴注下廹皆屬於熱也下利正是胃實之兆故太陽陽明合病必自下利仲景製葛根湯以表散之是從陰引陽法此方即倣其義去薑桂之辛熱以升麻代麻黃便是陽明表劑而非大陽表劑矣葛根禀性甘凉可以散表實協升麻以上

升則使清陽達上而濁陰降下可知芍藥收斂陰精甘草緩急和裏則下利自止可知治裏仍用表藥者以表實下利而非裏實故也痘疹自裏達表出於少陰而發於太陽初起則內外皆熱故亦宜於涼散耳

白术湯　治飧泄食不化而出清穀用溫固升清之法

白术土炒　厚朴薑汁炒　當歸去苗　龍骨煅　艾葉炒熟

經言熱氣生清清氣在下則生飧泄是清濁交錯矣白术健脾消穀厚朴平胃散結卽傷寒論下焦利從胃主治之

義龍骨止下利固大腸之脱艾葉震亨謂其入藥服則氣上行時珍曰轉肅殺之氣爲融和能回垂絶之元陽當歸病因熱而轉生清者血分必傷用以調血也

芍藥湯　治滯下赤白便膿血後重諸證

芍藥　當歸　黄連　檳榔　木香　甘草

肉桂　黄芩　服痢不減加大黄

羅東逸曰本方註云溲而便膿血知氣行而血止也夫滯下本太陰病長夏令行土潤溽暑太陰本虚暑濕不攘土濕則木鬱木鬱則傷土太陰失健運少陽失疏達及飲食

失節不化至秋金收令行火用不宣鬱蒸之久而滯下之症作矣是始爲暑傷氣繼爲氣傷血因而爲白爲赤爲兼赤白下廹窘急腐穢不去以成後重方以芍草爲君用甲已化土法先調脾即於土中升木顧濕熱必傷大腸黃連燥濕淸熱厚腸胃黃芩淸大腸火爲臣久積必中氣逆滯疏滯以木香下逆以檳榔當歸和氣血爲佐桂補命門實土母反佐溫而行之恐芩連之勝令也斯少陽達太陰運矣若大實痛者用仲景芍藥湯加大黃法以蕩腐穢無留行矣是方允爲滯下本方也

治痢散 程鍾齡製 專治痢疾初起不論赤白皆效

葛根 苦參酒炒 陳皮 赤芍酒炒 麥芽炒

山查炒 陳松蘿茶 本方加川連尤效

方用葛根爲君鼓舞胃氣上行也陳茶苦參爲臣清濕熱也麥芽山查爲佐消宿食也赤芍陳皮爲使所謂行血則便膿自愈調氣胃後重自除也加黃連者厚腸胃也

補胃湯 黃錫芳製 治除中胃陽空虛思食自救凡病痢之後多有是症

山藥炒 扁豆炒 甘草炙 飴糖

胃陰空虛仲景謂其胃虛本不能食反能食者爲除中此卽中氣將除之謂若復進用苦寒則胃已虛而成莫治之症此方重用山藥扁豆能養胃陰炙草飴糖能復脾陽但用稼穡作甘之旨如是則中氣建矣

溫六丸　治白痢

滑石　甘草　乾薑

滑石甘草益元散也白痢非寒因熱傷氣分耳滑石淡而寒淸六腑之熱甘草平而甘調五臟之氣故可以益元氣今加乾薑之辛溫則胃氣調而臟腑各得其宜矣有加紅

麴五錢名清六丸治赤痢並可治傷暑水瀉同此義也

樸黃丸　治痢疾初起腹中實痛不得手按此有宿食也宜下之

陳皮　厚朴薑汁炒各拾貳兩　大黃酒蒸貳拾兩　廣木香四兩

荷葉水疊丸如綠豆大每服三錢小兒一錢開水下

大黃味苦下泄則閉者通厚朴苦溫苦可以泄溫可以行木香辛溫益胃陳皮苦辛調氣

導氣湯　治氣痢初起下白後重甚者

木香　檳榔　川連　大黃　黃芩　枳殼

下白後重此氣痢也調氣而後重自除故用木香檳榔枳殼用芩連大黃以清氣分之火芍藥當歸以補血分之傷則氣血和平而痢痊矣

芍藥　當歸

桃仁承氣湯　治熱邪内蓄血不得行腹痛甚者

桃仁　桂枝　大黃酒浸　芒硝　甘草

桃仁承氣治太陽熱結解而血復結於少陽樞紐間者必攻血通陰乃得陰氣上承大黃芒硝甘草本皆入血之品必主之以桃仁直達血所攻其急結仍佐桂枝泄太陽隨

經之餘熱內外分解庚血結無留戀之處矣

開噤散　治嘔逆食不入虛人久痢用此

人參　黄連薑汁炒　石菖蒲　丹參　茯苓　陳皮

石蓮子去殼　冬瓜仁去殼　荷葉蒂　陳米

書云食不得入是有火也大腸爲庚金之府心火乘之則津液化成膿血痛而下痢矣主以黄連寒以清火苦以洩熱人參陳米益氣甦胃腸胃屬手足陽明經石菖蒲辛溫爲陽陽充則陽胃溫也石蓮子甘平益脾荷葉蒂芳香升發胃中陽氣茯苓陳皮和中丹參氣寒則清熱味苦則燥

濕冬瓜子甘平主療腸毒

真人養臟湯　治瀉痢日久赤白已盡虛寒脫肛

亦治赤白下痢臍腹疼痛

人參　白朮土炒　白芍炒　肉桂　訶子煨　生甘草

罌粟殼去蒂蜜炙　肉荳蔻麵裹煨　木香　藏寒甚加附子

此手足陽明藥也脫肛由於虛寒故用參朮甘草以補其虛肉桂肉蔻以祛其寒木香溫以調氣芍藥酸以收斂訶子罌殼則濇以止脫也

黃金湯汪蘊谷製　解疫毒而救胃氣

黃土五錢　扁豆炒四錢　炒穀芽貳錢　茯苓一錢　黑豆三錢

生甘草八分　炒白芍一錢五分　金銀花三錢　五穀蟲炒研貳錢

生薑三片　扁豆花十枚　體實受邪者加黃連一味

黑豆銀花解毒甘草白芍理太陰腹痛茯苓扁豆醒脾開胃穀芽消滯和中扁豆花清暑黃土治洩痢冷熱赤白腹內熱毒絞痛五穀蟲止毒痢且藉其穢以入大腸生薑暢胃口而下食是方可云寓平淡於神奇矣

人參八味湯　治陰盛格陽內真寒而外現假熱宜反佐從治俾虛陽斂而陰寒現真元復而外邪

退矣

熟地 山藥炒 茯苓 人參 丹皮 萸肉

附子 肉桂 澤瀉

痢症體虛餘邪不下虛陽不斂者宜八味地黃湯加人參以復真元蓋虛寒體受邪則爲虛寒痢也

回陽救急湯 治三陰中寒初病身不熱頭不痛惡寒戰慄四肢厥逆引衣自蓋踡臥沉重腹痛吐瀉口中不渴或指甲唇青口吐涎沫或無脈或脈沉遲無力

熟附子　乾薑　肉桂　人參　白术土炒　茯苓

半夏炒　陳皮　甘草炙　五味子　加薑煎

無脉加猪膽汁　嘔吐加薑汁　吐涎沫加吳萸

此足三陰藥也寒中三陰陰盛則陽微故以附子薑桂辛熱之藥袪其陰寒而以六君温補之藥助其陽氣五味合人參可以生脉入麝三厘者通其竅也

戰慄有屬陰者陽微陰勝邪氣內爭而正不勝故心寒足踡鼓頷厥冷而一身戰摇也有屬陽者真陽來復正氣鼓動外爭而勝故身爲振摇遂大汗以解也

胃關煎　治脾腎虛寒作瀉甚至久瀉腹痛不止
冷痢等證

熟地　甘草炙　山藥炒　白朮土炒　吳茰炒　扁豆炒
乾薑

熟地補陰養津液白朮山藥健脾而止痢扁豆和脾炙草緩中乾薑溫脾中之濕吳茰煖下焦之陽此脾腎交治也

收陰養胃煎黃錦芳製　治痢陰已受傷日夜煩躁口渴唇紅脉細而數

人參　烏梅　麥冬　白芍炒　山藥　製首烏

伏龍肝　粳米

六陰皆虛非用純陰不能以救其逆人參麥冬粳米甘以生津烏梅酸以止渴首烏白芍山藥毓陰以除煩躁伏龍肝去濕如是則胃陰旺而真元復矣

調胃承氣湯　治陽明證口渴便秘譫語腹滿中焦燥實及傷寒吐後腹脹滿者

大黃酒浸　甘草炙　芒硝

調胃承氣者以甘草緩大黃芒硝留中泄熱故曰調胃非惡硝黃傷胃而用甘草也泄盡胃中無形結熱而陰氣亦

得上承故亦曰承氣其義亦用鹹勝甘草制芒硝甘勝鹹也芒硝制大黃鹹勝苦也去枳實厚朴者熱邪結胃劫津恐辛燥重劫胃津也

白頭翁湯　治厥陰熱利下重渴欲飲水者

白頭翁　黃連　黃柏　秦皮

白頭翁湯治厥陰熱利後重者太陰少陰下利屬寒惟厥陰下利主熱以厥陰司相火也故以白頭翁凉陽明血分之熱秦皮收厥陰之濕黃連勝中焦之熱黃柏燥下焦之濕四者皆味苦性寒直入下焦堅陰止利

柯韻伯曰三陰俱有下利證自利不渴者屬太陰是藏有寒也自利渴者屬少陰以下焦虛寒津液不升故引水自救也惟厥陰下利屬於熱以厥陰主肝而司相火肝旺則氣上撞心火鬱則熱利下重濕熱穢氣奔逼廣腸魄門重滯而難出內經云暴注下迫者是矣脉沉爲在裏弦爲肝脉是木鬱之徵也渴欲飲水厥陰病則消渴也白頭翁臨風偏靜長於驅風用爲君者以厥陰風木風動則木搖而火旺欲平走竅之火必定搖動之風秦皮木小岑高得清陽上升之象爲臣是木鬱達之所以遂其發陳之性也黃

連瀉君火可除上焦之渴是苦以發之黃栢瀉相火可止下焦之利是苦以堅之也治厥陰熱利有二初利用此方以升陽散火是謂下者舉之寒因熱用法久利則用烏梅丸之酸以收火佐以苦寒雜以溫補是謂逆之從之隨所利而行之調其氣使之平也

腫脹

大約腫本乎水脹由乎氣腫分陽水陰水脹辨在臟在腑必其人腎氣虛而失開闔之權肺氣虛而失清肅之令脾

氣虛而失健運之常表氣虛而外邪易入於是在肌肉則腫在臟腑則脹腫有形而脹無形脹者腫之漸內傷者居多腫者脹之劇外感者無與內傷有脹而亦有腫外感有腫而却無脹治腫脹無餘蘊矣

金匱腎氣湯　治脾腎陽虛肚腹腫脹四肢浮腫喘急痰盛已成鼓證其效如神

熟地　茯苓　山藥　萸肉　澤瀉　丹皮

附子　肉桂　牛膝　車前子

張景岳曰水腫乃脾肺腎三臟之病蓋水為至陰故其本

在腎水化於氣故其標在肺水惟畏土故其制在脾肺虛則氣不化精而化水脾虛則土不制水而水泛腎虛則水無所主而妄行以致肌肉浮腫氣息喘急病標上及脾肺病本皆歸於腎蓋腎爲胃之關關不利故聚水而不能出也膀胱之津由氣化而出氣者陽也陽旺則氣化而水即爲精陽衰則氣不化而精即爲水水不能化因氣之虛豈非陰中無陽乎故治腫者必先治水治水者必先治氣若氣不能化水道所以不通先天元氣虧於下則後天胃氣失其本由脾及肺治節不行此下爲胕腫腹大上爲喘呼

不得卧而標本俱病也惟下焦之真氣得行始能傳化真水得位始能分清必峻補命門使氣復其元則五臟皆安矣故用地黄山藥丹皮以養陰中之真水山萸桂附以化陰中之陽茯苓澤瀉車前牛膝以利陰中之滯能使氣化於精即所以治肺也補火生土即所以治脾也壯水利竅即所以治腎也補而不滯利而不伐治水諸方更無有出其右者然當因此擴充隨症加減若其人因大病之後脾氣大虛而病水脹者服此雖無所碍終不見效余熟計之元氣大傷而藥兼滲利未免減去補力元氣不復病必不

除遂悉去利水之劑專用參术桂附三大劑而足脛漸消十餘劑而腹脹退此後凡治中年之後脾腎皆虛者悉用此法蓋氣虛者不可復行氣腎虛者不可復利水溫補即所以化氣塞因塞用之妙顧在用之者何如耳

犀角湯　治結陽者腫四肢

犀角鎊　升麻　元參　連翹　射干　麥冬　芒硝

柴胡　沉香磨汁　木通　炙甘草

所謂陽者胃脘之陽也故用犀角升麻解散陽明之結熱元參連翹肅清樞機引領清氣上下以散結熱射干麥冬

解上焦之結熱芒硝沉香破下焦之結陽柴胡升清氣則樞機自轉木通通心竅則經絡流行甘草以和諸藥之性此結之見乎外者從表散也

桂苓朮甘湯　治心下有痰飲胸脇支滿目眩

茯苓　桂枝　白朮土炒　甘草炙

此太陽太陰方也膀胱氣鈍則水蓄脾不行津液則飲聚白朮甘草和脾以運津液茯苓桂枝利膀胱以布氣化崇土之法非但治水寒上逆并治飲邪留結頭身振搖

喻嘉言曰茯苓治痰飲伐腎邪滲水道桂枝通陽氣開經

絡和營衛白朮燥痰水除脹滿治風眩甘草得茯苓則不資滿而反泄滿此症爲痰飲阻抑其陽故用陽藥以升陽而化氣也

趙以德曰靈樞謂心胞絡之脉動則病胸脇支滿者謂痰飲積於心胞其病則必若是目眩者痰飲阻其胸中之陽不能布水精於上也夫短氣有微飲此水飲停蓄呼吸不利而然也金匱并出二方妙義益彰呼氣之短用苓桂朮甘湯之輕清以通其陽陽化氣則小便能出矣吸氣之短用腎氣丸之重降以通其陰腎氣通則關門自利矣

大安丸　治飲食傷脾成鼓脹者此方主之

山查肉炒　白术土炒　神麯炒　製半夏　茯苓

陳皮　萊菔子生炒各半　連翹

鼓脹者腹皮虛大鼓之堅急而有聲也飲食過其分量則傷脾脾傷則不能運化積其穀氣虛大而鼓脹矣故用山查之酸以消肥甘神麯之腐以化焦炙用連翹之苦以磨積熱用陳皮之香以開腐穢用半夏之燥以勝土濕用茯苓之滲以利水飲用萊菔子之利以行食滯用白术之氣以勝五味五味能勝則脾不傷脾不傷則中氣運行而無

鼓脹矣

實脾散　凡水氣肢體浮腫口不渴二便利者陰水也此方主之

白朮土炒　炮薑　厚朴薑汁炒　茯苓　大腹子

製附子　炙甘草　草菓煨　木香　木瓜

脾胃虛寒不能制水則水妄行故肢體浮腫以無內熱故口不渴而二便利茲以朮苓炙草之甘溫補其虛用薑附之辛熱溫其寒用木香草菓之辛溫行其滯用厚朴大腹子之下氣攻其邪用木瓜之酸溫抑其所不勝名曰實脾

散者實土以防水也

大橘皮湯　治濕熱內攻腹脹小便不利大便滑泄等證

陳皮　木香　滑石　檳榔　猪苓　澤瀉

白朮土炒　肉桂

濕熱內攻故令腹脹小便不利故令大便溏泄陳皮木香檳榔行氣藥也氣行則濕行滑石甘草六一散也用之以治濕熱二苓澤瀉朮桂五苓散也用之以利水道

小半夏加茯苓湯

半夏　茯苓　生薑

小半夏湯小半夏加茯苓湯外臺茯苓飲三者皆小制之方從脾胃二經分痰飲立治法蓋胃之支脈有飲則胃逆爲嘔而不渴主之以半夏辛溫泄飲生薑辛散行陽獨治陽明微分表裏若卒嘔吐鬲間水悸則飲邪瀰漫於胃矣仍用前方加茯苓一味滲泄水氣并可使腎邪不干前二方是飲邪深淺之治法也若胸中有停痰自吐宿水不能食此不獨胃中有飲而脾經亦有痰矣小半夏湯不能治也仲景引伸外臺茯苓飲取四君子有調元贊化之功加

枳實陳皮下氣消痰專治脾經功兼及胃

趙以德曰嘔爲痰飲動中湧而出之嘔盡本當渴渴則可徵支飲之全去今反不渴是其飲尚留去之未盡也用半夏之辛溫生薑之辛散散其欲出之飲則所留之邪自盡矣半夏生薑皆味辛可治膈上痰心下堅嘔逆目眩然悸必心受水凌必加茯苓以去水伐腎邪安心神也後方加人參枳實陳皮此由上中二焦氣弱水飲入胃脾不能輸歸於肺肺不能通調水道以致停積爲痰爲宿水吐之則下氣因而上逆是爲虛氣滿不能食當補益中氣以人參

白术爲君茯苓逐宿水枳實調諸氣爲臣開脾胃宣揚上焦發散凝滯則陳皮生薑爲使也其積飲既去而虚氣塞滿其中不能進食此證最多

升陽除濕湯　治陰囊腫大陰汗不絶

柴胡　羌活　蒼术　黄芪　防風　升麻　藁本

甘草　蔓荆子　當歸　獨活

腎氣虚則濕勝而下流故腎囊腫大陰汗常濕内經曰下者舉之風能勝濕故以柴胡羌活蒼术藁本蔓荆子獨活皆味辛而氣清風藥而升清者也可以去濕可以升陽再

以黃芪托其下陷之氣甘草培其脾土之原當歸潤其陰分之血而疝氣自消矣

熱鬱湯　治陰人火灼肺金氣膹鬱喘咳壅塞而脹

熟地　麥冬　沙參　阿膠　五味子　胡桃

熟地補益真陰麥冬保肺肺氣散而不收以五味斂之沙參阿膠以宣膹鬱胡桃定喘

燥濕消中飲　治濕熱在脾胃而脹熱因於濕燥濕而熱自除

白朮土炒　陳皮　茯苓　半夏　苡仁　扁豆炒

白朮苦溫燥濕健脾茯苓苡仁甘淡滲濕和胃扁豆降濁升清陳皮半夏通陽利氣

平中飲　治瘀血在中焦作脹

人參　白朮土炒　丹參　瓦楞子醋淬研　桃仁　炮薑

桃仁苦甘瓦楞鹹寒功專破瘀丹參去瘀生新參朮補氣所謂攻補兼行者炮薑除胃冷而守中

消胃飲　治氣滯食阻在陽明而作脹

半夏炒　陳皮　神麯　厚朴薑汁炒　砂仁　萊菔子炒

穀芽　加煨薑煎

厚朴苦瀉實滿砂仁辛快結滯神麯消食穀芽開胃半夏散痞陳皮理氣菔子寬膨煨薑和中

壯火溫脾湯　治腎火衰微中土虛寒脾元不運化而脹

白朮土炒　甘草炙　山藥炒　陳皮　芡實炒　茯苓

製附子

少陰火衰則太陰脾土未有不虛者以苓朮山藥芡實溫補脾陽附子以溫腎陽陳皮炙草和中調氣

五皮飲　治病後身面四肢浮腫小便不利此由諸氣不能運行散漫於皮膚之間故令腫滿此藥最宜

大腹皮黑豆汁洗　茯苓皮　陳皮　桑白皮　生薑皮

仲聖云腰以上腫宜發汗加紫蘇秦艽荆芥防風腰以下腫宜利小便加赤小豆赤茯苓澤瀉車前子萆薢防已若大便不通宜下之加大黄葶藶腹中脹滿加萊菔子厚朴陳皮麥芽山查○體虚者加人參茯苓○審是陰水加附子乾薑肉桂○審是陽水加連

翹黃栢黃芩〇挾痰者加半夏生薑旣消之後宜用

理中湯健脾實胃或以金匱腎氣丸溫煖命門

此足太陽太陰藥也大腹下氣行水茯苓滲濕健脾陳皮和中利氣桑皮清肺消腫生薑辛散助陽於散瀉之中猶寓調補之意皆用皮者水溢皮膚以皮行皮也

感證

感證大抵邪之所感必先皮毛而後經絡由經絡而入臟腑而十二臟腑之中惟胃爲水穀之海最虛而善受故六

經之邪皆能入之邪入則胃實矣胃實則津液乾矣故人之感者有虛實新久之各異而病之見也有本症變症兼症之殊致學者宜深考

越脾湯　治風水惡風一身悉腫脉浮不渴續自汗出又治裏水一身面目黃腫脉沉小便不利

麻黃　石膏　生薑　大棗　甘草　惡風加附子　口渴加白朮

喻嘉言曰越脾湯示微發表於不發之方取其通調營衛麻黃石膏一甘熱一甘寒合而用之脾偏於陰則和以甘熱胃偏於陽則和以甘寒乃至風熱之陽水寒之陰凡不

和於中上者悉得用之何者中土不和則水穀不化其精悍之氣以實營衛營衛虛則或寒或熱之氣皆得壅塞其隧道而不通於表裏所以在表之風水用之而在裏之水兼渴而小便自利者咸必用之無非欲其不害中土耳

趙以德曰五臟各一其陰陽獨脾胃居中而兩屬之故土不獨成四氣土亦從四維而後成不惟火生而已於是四方有水寒之陰卽應於脾風熱之陽卽應於胃飲食五味之寒熱凡入於脾胃者亦然一有相干則脾氣不和胃氣不清而水穀不化其精微以行營衛以實陰陽也甘者是

土之本味所以脾氣不和和以甘熱胃氣不清清以甘寒麻黃之甘熱走手足太陰經達於皮膚行氣於三陰以袪陰寒之邪石膏之甘寒走手足陽明經達於肌肉行氣於三陽以袪風熱之邪既用其味甘以入土用其寒熱以和陰陽用其性善走以發越脾氣更以甘草和中緩急調二藥相協而成功大棗之甘補脾中之血生薑之辛益胃中之氣越脾之名不亦宜乎

麻黃附子細辛湯　治少陰病始得之發熱脈沉無裏證者

麻黃　熟附子　細辛

少陰得太陽之熱而病者用麻黃發太陽之表汗細辛散少陰之浮熱相須爲用欲其引麻黃入於少陰出太陽陷入之邪尤藉熟附合表裏以溫經外護太陽之剛氣內固少陰之腎根則津液內守而微陽不致外亡此從裏達表由陰出陽之劑也

柯韻伯曰內經云逆冬氣則少陰不藏腎氣獨沉故身雖熱而脉則沉也所以太陽病而脉反沉便用四逆以急救其裏此少陰病而表反熱便於表劑中加附子以豫固其

裏何以故腎爲坎象二陰不藏則一陽無蔽陰邪始得以內侵孤陽因之以外越耳夫發熱無汗太陽之表不得不開沉爲在裏少陰之樞又不得不固設用麻黃開腠理細辛散浮熱而無附子以固元陽則少陰之津液越出太陽之微陽外亡去生便遠惟附子與麻黃並用則寒邪散而陽不亡精自藏而陰不傷此裏症及表脉沉而當發汗者與病在表脉浮而發汗者逕庭也若表微熱則受寒亦輕故以甘草易細辛而微發其汗甘以緩之與辛以散之者又少間矣

九味羌活湯　四時發散之通劑

羌活　防風　川芎　白芷　細辛　蒼朮　黃芩

甘草　生地　加生薑三片葱白三莖

活人敗毒散　治傷寒溫疫風濕風眩拘踡風痰頭疼目眩四肢痛憎寒壯熱項強睛疼煩熱口渴加黃芩

羌活　獨活　前胡　柴胡　川芎　枳殼　茯苓

桔梗　人參　甘草　加生薑三片

趙羽皇曰東南地土卑濕凡患感冒輒以傷寒二字混稱

不知傷者正氣傷於中寒者寒邪客於外未有外感而內不傷者也仲景醫門之聖立法高出千古其言冬時嚴寒萬類深藏君子固密不傷於寒觸冒之者乃名傷寒以失於固密而然可見人之傷寒悉由元氣不固而膚湊之不密也昔人常言傷寒為汗病則汗法其首重矣然汗之發也其出自陽其源自陰故陽氣虛則營衛不和而汗不能作陰氣弱則津液枯涸而汁不能滋但攻其外不顧其內可乎表汗無如敗毒散羌活湯其藥如二活二胡芎蒼辛芷羣隊辛溫非不發散若無人參生地之大力者居乎其

中則形氣素虛者必至亡陽血虛挾熱者必至亡陰而成痼疾矣是敗毒散之人參與羌活湯之生地人謂其補益之法我知其托裏之法蓋補中兼發邪氣不致於流連發中帶補真元不至於耗散此古人制方之妙也

防風黃芪湯　治中風不能言脉沉而弱者

防風　黃芪等分　水煎服

黃芪畏防風畏者受彼之制也然其氣皆柔皆主乎表故雖畏而仍可相使不過黃芪性鈍防風性利鈍者受利者之制耳惟其受制乃能隨防風以周衛於身而固護表氣

故曰玉屏風一方有白术者名曰白术防風湯

柯韻伯曰夫風者百病之長也邪風之至急如風雨善治者治皮毛故用防風以驅逐表邪邪之所湊其氣必虛故用黃芪以鼓舞正氣黃芪得防風其功愈大者一攻一補相須相得之義也今人治風惟以發散爲定法而禁用參芪豈知目盲不能視口噤不能言皆元氣不足使然耳誰知補氣可以禦風正勝而邪却之理耶神而明之存乎其人信哉

桂枝加芍藥加大黃二湯　本太陽病醫反下之

因爾腹滿時痛者屬太陰也桂枝加芍藥湯主之

大實痛者桂枝加大黃湯主之

桂枝　芍藥　甘草　生薑　大棗

此用陰和陽法也其妙即以太陽之方求治太陰之病腹滿時痛陰道虛也將芍藥一味倍加三兩佐以甘草酸甘相輔恰合太陰之主藥且倍加芍藥又能監桂枝深入陰分升舉其陽辟太陽陷入太陰之邪復有薑棗爲之調和則太陽之陽邪不留滯於太陰矣

柯韻伯曰腹滿爲太陰陽明俱有之證然位同而職異太

陰主出太陰病則腐穢之出不利故滿而時痛陽明主納陽明病則腐穢燥而不行故大實而痛大實痛是陽明病不是太陰病仲景因表症未解陽邪已陷入於太陰故倍芍藥以益脾而除滿痛此用陰和陽法也若表邪未解而陽邪陷入於陽明則加大黃以潤胃而除其大實痛此雙解表裏法也凡妄下必傷胃氣胃氣虛則陽邪襲陰故轉屬太陰胃液涸則兩陽相摶故轉屬陽明屬太陰則腹滿時痛而不實陰道虛也屬陽明則腹大實而痛陽道實也滿而時痛是下利之兆大實而痛是燥屎之徵故加芍藥

小變建中之劑加大黃微示調胃之方

桂枝湯　治風寒在表脉浮弱自汗出頭痛發熱

惡風惡寒鼻鳴乾嘔等證雜證自汗盜汗虛瘧虛

痢最宜若脉浮緊汗不出者禁用酒客亦不可用

桂枝　芍藥　生薑　甘草　大棗

桂枝湯和方之祖故列於首太陽篇云桂枝本爲解肌明

非發汗也桂枝甘草辛甘化陽助太陽融會肌氣芍藥甘

草酸甘化陰啟少陰奠安營血薑通神明佐桂枝行陽棗

泄營氣佐芍藥行陰一表一裏一陰一陽故謂之和加熱

粥內壯胃陽助藥力行衛解腠理鬱熱故曰解肌邪未入營而用白芍者和陽解肌恐動營發汗病反不除觀此足以貫通全部方法變化生心非作聖其孰能之

小青龍湯　治傷寒表不解心下有水氣乾嘔發熱而欬或渴或利或噎或小便不利少腹滿或喘者及雜病膚脹水腫證用此發汗而利水

桂枝　芍藥　甘草　麻黃　細辛　乾薑

半夏　五味子

小青龍湯治太陽表裏俱寒方義逈異於大青龍之治裏

熱也蓋水寒上逆即涉少陰腎虛不得已而發表豈可不相綰照獨泄衛氣立劑孤陽之根乎故於麻桂二湯內不但留芍藥之收拘其散表之猛再複乾薑五味攝太陽之氣監制其逆細辛半夏辛滑香幽導綱藥深入少陰溫散水寒從陰出陽推測全方是不欲發汗之意推原神妙亦在乎陽劑而以斂陰爲用偶方小制故稱之曰小青龍

柯韻伯曰寒熱不解而咳知內有水氣射肺乾嘔知水氣未入於胃而在心下也心下爲火位水火相射則水氣之變幻不可拘如下而不上則或渴或利上而不下則或噎

或喘留於腸胃則小便不利而少腹因滿矣惟發熱而欬爲定證故於桂枝方去大棗之泥加麻黃以開腠理細辛逐水氣半夏除嘔五味乾薑以除欬若渴者是心火盛故去半夏之燥熱加栝蔞根以生津若微利與噎小便不利與喘者病機偏於向裏故去麻黃之發表加附子以除噎芫花茯苓以利水杏仁以定喘耳兩青龍俱治有表裏證皆用兩解法大青龍是裏熱小青龍是裏寒故發表之藥相同而治裏之藥則殊也

柴胡加龍骨牡蠣湯　傷寒八九日下之胸滿煩

驚小便不利譫語一身盡重不可轉側者

柴胡　黃芩　人參　生薑　茯苓　鉛丹　桂枝

龍骨　牡蠣　大黃　半夏　大棗

足經方治手經病者參苓龍牡鉛丹入足經而可轉行於手經者也手少陰煩驚從足太少陽而來故仍從柴桂立方邪來錯雜不一藥亦錯雜不一以治之柴胡引陽藥升陽大黃領陰藥就陰人參炙草助陽明之神明即所以益心虛也茯苓半夏生薑啟少陽三焦之樞機即所以通心機也龍骨牡蠣入陰攝神鎮東方甲木之魂即所以鎮心

驚也龍牡頑鈍之質佐桂枝即靈邪入煩驚痰氣固結於陰分用鉛丹即墜至於心經浮越之邪借少陽樞轉出於太陽即從茲收安內攘外之功矣

柯韻伯曰妄下後熱邪內攻煩驚譫語者心主不明而神明內亂也小便不利者火盛而水虧也一身盡重者陽內而陰反外也難以轉側者少陽之樞機不利也此下多亡陰與火逆亡陽不同是方取柴胡之半以除胸滿心煩之半裏加鉛丹龍牡以鎮心驚茯苓以利小便大黃以止譫語桂枝者甘草之誤也身無熱無表症不得用桂枝去甘

草則不成和劑矣心煩譫語而不去人參者以驚故也

升陽益胃湯　治脾胃虛怠惰嗜卧四肢不收時

值濕熱體重節痛口乾舌燥飲食無味大便不調

小便頻數食不消兼見肺病灑淅惡寒慘慘不樂

面色不和

羌活　防風　柴胡　獨活　黃連　白芍　黃芪

甘草炙　人參　白术　茯苓　廣皮　半夏　澤瀉

加生薑五片棗二枚煎

升陽益胃湯東垣治所生受病肺經之方也蓋脾胃虛衰

肺先受病金令不能清肅下行則濕熱易攘陽氣不得伸而爲諸病當以羌活柴胡防風升舉三陽經氣獨活黃連白芍瀉去三陰鬱熱佐以六君子調和脾胃其分兩獨重於人參黃芪半夏炙草者輕於健脾而重於益胃其升陽之藥銖數少則易升仍宜久煎以厚其氣用於早飯午飯之間藉穀氣以助藥力纔是升胃中之陽耳至茯苓澤瀉方後註云小便利不淋勿用是滲泄主降非升陽法也

吳鶴皋曰脾土虛弱不能制濕故體重節痛不能運化精微故口乾無味中氣既弱傳化失宜故大便不調小便頻

數也灑淅惡寒肺弱表虛也面色不樂陽氣不伸也是方半夏白术能燥濕茯苓澤瀉滲之二活防風柴胡能升舉清陽之氣黃連療濕熱陳皮平胃氣參芪甘草以益胃白芍酸收用以和營而協羌防柴胡辛散之性蓋古人用辛散必用酸收所以防其峻厲猶兵家之節制也

歸柴飲　治營虛不能作汗真陰不足外感寒邪難解等症

當歸　柴胡　甘草炙　生薑

當歸養營柴胡解表甘草有和中之用生薑有宣散之能

此補托散邪之劑也

參胡三白湯　治汗下後虛微少氣發熱口燥

人參　柴胡　白朮土炒　白芍炒　白茯苓　加薑棗

柯韻伯曰汗下後裏氣既虛當求之於三陰而表熱復發又當責之三陽三陽以少陽爲樞其方以小柴胡三陰以少陰爲樞其方以真武法當參合爲治然此熱是少陽之虛不得仍作火治故於柴胡方中去黃芩口燥而不嘔故去半夏少氣而反去甘草者欲其下達少陰也於真武湯不取附子欲其上通少陽也所藉惟人參故用爲君佐白

朮以培太陰之母白芍滋厥陰之血茯苓清少陰之水生薑助柴胡散表邪大棗助人參補元氣信爲大病後調理之聖劑至當而可法者也若營衛不和則去柴胡用桂枝口渴心煩加麥冬五味輔人參生津止渴心下痞用黃連枳實瀉心不得卧加竹茹泄木陰熱如無表熱并去柴胡名人參三白湯純乎調內矣

證因方論集要卷三

瘧疾

小柴胡湯　加減小柴胡湯　柴胡薑桂湯　清脾飲

達原飲　柴胡白虎煎　白虎加桂枝湯　柴平湯

補中益氣湯　截瘧七寶飲　人參養胃湯　何人飲

四逆湯　拯陰湯　四味回陽飲

霍亂

平胃散　縮脾飲　六和湯　冷香飲子　枇杷葉散

大黄龍丸　瀉火散　胃苓湯　四君加味湯

癍痧

涼膈散　升麻鼈甲湯　神香散　腎溫湯　風溫湯

表裏兩救湯　清解蘊熱湯　痧後清熱湯

頭痛

芎蕪散　加味清震湯　半夏白朮天麻湯　清空膏

普濟消毒飲　導濕湯　救元補髓湯　醒迷湯

既濟豁痰湯　貞元飲

胃脘痛

栝蔞薤白白酒湯　栝蔞薤白半夏湯　栝蔞薤白桂

枝湯　補肝湯　金鈴子散　小陷胸湯　神术散

安胃湯　附子粳米湯　和陰理脾煎　疏肝益胃湯

攝陰湯　通補血絡湯

脇痛

柴胡疏肝散　推氣散　大半夏湯　四磨飲

補腎湯　補肝散　三陰煎　左金丸　越鞠丸

吐蚘

理中安蚘散　烏梅丸　清熱安蚘湯　温胃理中湯

八味加味湯　除濕清火湯　集効丸　掃蟲煎

鐵落飲　服蠻煎　淸膈煎　河車丸　硃砂安神丸

證因方論集要卷三

海陽汪汝麟石來集

瘧疾

經曰陰陽相搏謂之瘧陰搏陽而爲寒陽搏陰而爲熱陰陽互相勝負故寒熱並作也然而寒熱往來總在少陽久而不愈總不離乎脾胃蓋胃虛亦惡寒脾虛亦發熱也疎理少陽扶助脾胃治瘧無餘蘊矣至三日瘧乃邪伏募原之深界而離肌膝之路遠須宜陽分助氣之藥加血藥引

入陰分方可掣起初發宜升其陷於陰經之邪久發腎陰虛宜補其真水腎陽虛宜補其真火脾胃虛宜補其脾土如是則氣血大盛邪不攻而自走所謂邪正不兩立也

小柴胡湯　治寒熱往來胸脇苦滿嘿嘿不欲飲食心煩喜嘔耳聾脉數此是少陽半表半裏之證

柴胡　半夏　人參　黃芩　甘草炙　生薑　大棗

若胸中煩而不嘔去半夏人參加栝蔞實若渴者去半夏加人參加栝蔞根若腹中痛去黃芩加芍藥若脅下痞鞕去大棗加牡蠣心下悸小便不利者去黃

苓加茯苓不渴外有微熱者去人參加桂枝溫覆取

微汗欬者去人參大棗生薑加五味子乾薑

程郊倩曰方以小柴胡名者配乎少陽而取義至於制方之旨及加減法則所云上焦得通津液得下胃氣因和盡之矣何則少陽脉循脇肋在腹陽背陰兩岐間在表之邪欲入裏爲裏氣所拒故寒往而熱來表裏相拒而留於岐分故胸脇苦滿神識以拒而昏困故嘿嘿木受邪則妨土故不欲食膽爲陽木而居清道爲邪所鬱火無從泄逼炎心分故心煩清氣鬱而爲濁則成痰滯故喜嘔嘔則木火

兩舒故喜之也此則少陽定有之症其餘或之云者以少陽在人身爲遊部凡表裏經絡之罅皆能隨其虛而見之不定之邪也據症皆是太陽經中所有者特以五六日上見故屬之少陽半表半裏兼而有之方是小柴胡症方中柴胡以疎木使半表之邪得從外宣黃芩清火使半裏之邪得從內徹半夏能開結痰豁濁氣以還清人參能補久虛滋肺金以融水甘草和之而更加薑棗助少陽生發之氣使邪無內向也若煩而不嘔者火成燥實而逼胸故去人參半夏加栝蔞實渴者燥已耗液而逼肺故去半夏加

栝蔞根腹中痛木氣散入土中胃陽受困故去黃芩以安土加芍藥以戢木脅下痞鞕者邪既留則木氣實故去大棗之甘而緩加牡蠣之鹹而軟也心下悸小便不利者土被侵則木氣逆故去黃芩之苦而伐加茯苓之淡而滲也不渴身有微熱者半表之寒尚滯於肌故去人參加桂枝以解之欬者半表之寒湊入於肺故去人參大棗加五味子易生薑爲乾薑以溫之雖肺寒不減黃芩恐木寡於畏也總之邪在少陽是表寒裏熱兩鬱不得升之故小柴之治所謂升降浮沉則順之也

柴胡湯不從表裏立方者仲景曰少陽病汗之則譫語吐下則悸而驚故不治表裏而以升降法和之蓋遵經言少陽行身之側左升主乎肝右降主乎肺柴胡升足少陽清氣黃芩降手太陰熱邪招其所勝之氣也柴芩解足少陽之邪卽用參甘實足太陰之氣截其所不勝之處也仍用薑棗和營衛者助半夏和胃而通陰陽俾陰陽無爭則寒熱自解經曰交陰陽者必和其中也去渣再煎恐剛柔不相濟有碍於和也七味主治在中不及下焦故稱之曰小

加減小柴胡湯 程鍾齡製 治瘧證之通劑

柴胡　秦艽　赤芍炒　甘草炙　陳皮

熱多者加黄芩　寒多者加炮薑　口渴甚者加知母栝蔞根　嘔惡加半夏茯苓砂仁生薑　汗少者加荆芥川芎當歸　汗多者去秦艽柴胡加人參白朮何首烏　停滯加麥芽神麯厚朴山查

柴胡少陽引經藥甘草陳皮辛甘和陽赤芍酸寒和陰秦艽主寒熱邪氣此推廣仲景之意也

柴胡桂薑湯　治夏月暑邪先傷在內之伏陰至秋復感凉風更傷衛陽其瘧寒多微熱

柴胡　桂枝　乾薑　黃芩　栝蔞根　牡蠣　甘草

瘧病寒多微熱顯然陰陽無爭是營衛俱病矣故和其陽旣當和其陰用柴胡和少陽之陽卽用黃芩和裏用桂枝和太陽之陽卽用牡蠣和裏用乾薑和陽明之陽卽用天花粉和裏使以甘草調和陰陽其分兩陽分獨重柴胡者以正瘧不離乎少陽也陰藥獨重花粉者陰虧之瘧以救液爲急務也

清脾飲　治瘦積成瘧但熱不寒或熱多寒少口苦咽乾小便赤濇

厚朴薑汁炒 青皮 白朮土炒 草菓 柴胡 茯苓

黄芩 半夏 甘草炙 加薑棗煎

脾不曰健而曰清者太陰受病清少陽所勝之邪也蓋少陽太陰爲順乘之臟腑太陰瘧寒熱者必兼少陽而來故以小柴胡和少陽之樞紐復以厚朴青皮蕩滌膜原之邪獨是柴胡湯中去人參用白朮者恐人參助氣取白朮燥土以勝濕疫不助少陽之熱　濟生方有草菓雖散太陰滯氣若熱鬱者非清脾之謂也

柯韻伯曰瘧爲少陽病治分六經邪留於募原有遠近之

殊其發有虛實先後之異而此湯之治瘧實以痰積名之清脾者究其因而治其本也先哲云無痰不成瘧無積不成瘧是脾爲生痰之源而積之不磨者亦因脾之不運也胃主納脾主消而胃爲脾之表凡欲清脾必先平胃青皮厚朴草菓皆氣味兼厚之品取以倒陽明之倉正以利太陰之輸也然宿痰留結更有藉於茯苓半夏之潑滲辛散是恐奇之不去則耦之所以攻脾之實者平胃除痰每相須耳積因於寒痰因於熱是寒熱往來爲瘧之標而實爲痰積之本矣必用芩柴以清之更合於少陽之治然此爲

土中瀉火不是直攻少陽乃清脾之義也火土平而無以善其後則瘧之因實而成者未免因虛而劇甘术之必須又防微杜漸法耳

達原飲　治瘧發間日邪犯募原之分

常山　檳榔　草菓　厚朴　黄芩　知母　青皮

甘草　石菖蒲　露一宿發後温服

瘧邪內薄則邪不在表非但隨經上下其必横連於膜深入於原矣膜謂鬲間之膜原謂鬲肓之原亦衝脉也靈樞經云邪氣客於腸胃之間膜原之下則膜原又有屬於腸

胃者治以常山滌鬲膜之痰檳榔達盲原之氣草菓厚朴溫除腸胃之濁邪黃芩知母清理腸胃之熱邪複以菖蒲透膜青皮達下甘草和中而瘧自解

柴胡白虎煎　治陽明溫熱表邪不解等證

柴胡　石膏　麥冬　甘草生　黃芩　竹葉

柴胡疏達流通散邪外出黃芩清肺胃火裏熱內徹麥冬清潤止渴甘草瀉熱和中竹葉之加又倣仲景竹葉石膏湯之製外托表邪內清裏熱

桂枝白虎湯　治溫瘧但熱無寒骨節疼痛時嘔

知母　甘草炙　石膏　粳米　桂枝

趙以德曰陰不與陽爭故無寒骨節此痺不與陽通則疼痛火氣上逆則時嘔用白虎治其陽盛也加桂枝療骨節痺痛通血脉散瘧邪和陰陽以取汗也

柴平湯　治濕瘧一身盡痛手足沉重寒多熱少脉濡之證

柴胡　黄芩　人參　甘草　半夏　陳皮

厚朴　蒼朮　薑棗同煎

上件皆濕證也故用小柴胡以和解表裏平胃散以健脾

制濕二方合而爲一因名之曰柴平云

補中益氣湯　治勞倦傷脾中氣不足清陽不升

外感不解體倦食少寒熱瘧痢氣虛不能攝血者

人參　黃芪炙　當歸　白朮土炒　升麻　柴胡

陳皮　甘草炙　薑棗同煎

氣者專言後天之氣出於胃即所謂清氣穀氣衛氣營氣運氣生氣陽氣春升之氣後天三焦之氣也分而言之則異其實一也東垣以後天立論從內經勞者溫之損者益之故以辛甘溫之劑溫足太陰厥陰升足少陽陽明黃芪

當歸和營氣以暢陽佐柴胡引少陽清氣從左出陰之陽人參白朮實衛氣以填中佐升麻引春升之氣從下而上達陽明陳皮運衛氣甘草和營氣原其方不特重參芪歸朮溫補肝脾義在升麻柴胡升舉清陽之氣轉運中州故不僅名補中而復申之曰益氣

楊雲峰法汗出不止加白芍五味子痢疾腹痛已除瀉猶未止是胃氣下陷也加酒炒白芍三錢瘧疾發久加半夏有外感加黃芩胎前氣虛以致胎動不安小產崩漏或產後血虛發熱俱加酒炒白芍二錢至於三陰瘧治法惟太

陰用補中益氣湯加半夏茯苓或理中湯加肉桂若少陰厥陰非八味地黃丸不效

柯韻伯曰仲景有建中理中二法風木內干中氣用甘草飴棗培土以禦風薑棗芍藥驅風而瀉木故名曰建中寒水內凌於中氣用參术甘草補土以制水佐乾薑而生土以禦寒故名曰理中至若勞倦形氣衰少陰虛而生內熱者表證頗同外感惟東垣知其爲勞倦傷脾穀氣不盛陽氣下陷陰中而發熱製補中益氣之法謂風寒外傷其形爲有餘脾胃內傷其氣爲不足遵內經勞者溫之損者益

之之義大忌苦寒之藥選用甘温之品升其陽以行春生之令凡脾胃一虛肺氣先絶故用黄芪護皮毛而開腠理不令自汗元氣不足懶言氣喘人參以補之炙甘草之甘以瀉心火而除煩補脾胃而生氣此三味除煩熱之聖藥也佐白术以健脾當歸以和血氣亂於胸清濁相干用陳皮以理之且以散諸甘藥之滯胃中清氣下沉用升麻柴胡氣之輕而味之薄者引胃氣以上騰復其本位便能升浮以行生長之令矣補中之劑得發表之品而中自安益氣之劑賴清氣之品而氣益倍此用藥有相須之妙也是

方也用以補脾使地道卑而上行亦可以補心肺損其肺者益其氣損其心者調其營衛也亦可以補肝木鬱則達之也惟不宜於腎陰虛於下者不宜升陽虛於下者更不宜升也凡東垣治脾胃方俱是益氣去當歸白朮加蒼朮术香便是調中加麥冬五味輩便是清暑此正是醫不執方亦是醫必有方

趙養葵曰後天脾土非得先天之氣不行此氣因勞而下陷於腎肝清氣不升濁氣不降故用升柴以佐參芪是方所以補益後天中之先天也凡脾胃喜甘而惡苦喜補而

惡攻喜溫而惡寒喜通而惡滯喜升而惡降喜燥而惡濕

此方得之

陸麗京曰此爲清陽下陷者言之非爲下虛而清陽不升者言之也倘人之兩尺虛微者或是癸水銷竭或是命門火衰若再一升提則如大木將搖而撥其本也

周慎齋曰下體痿弱虛弱者不可用補中必當以八味丸治之凡內傷作瀉藏附子於白朮中令其守中以止瀉也表熱藏附子於黃芪中欲其走表以助陽也

截瘧七寶飲　治已發三五次邪漸退而脈弦滑

浮大用吐之可止

常山醋炒 厚朴薑汁炒 青皮炒 陳皮 檳榔 草菓

甘草炙 酒水各半煎露一宿服

三四發後已經服解散之劑邪氣既衰正可截之時矣脉來弦爲飲浮爲表大爲陽故可吐况無痰不作瘧瘧痰爲患常山善吐檳榔善墜草菓善消厚朴青皮理氣行痰之藥陳皮甘草消痰調胃之品此惟實者與之虛者勿與也虛人宜參薑各一兩服之卽止如貧無參用白朮代之血虛加當歸

人參養胃湯　治因飲食飢飽傷胃而成者名曰胃瘧

人參　茯苓　半夏　甘草　蒼术　陳皮　厚朴

藿香　烏梅　草菓

飢飽皆足以傷胃胃傷則營衛虛而穀氣乖乖則爭爭則邪正分寒熱作而成瘧矣藥以參苓甘草之甘溫可以補胃之不足以陳朴蒼术之辛溫可以平胃氣之有餘半夏之辛可使醒脾藿香之香可使開胃烏梅之酸可使收陰草菓之溫可使消滯

何人飲　截瘧如神凡氣血俱虛久瘧不止者宜

此主之

人參　製首烏　當歸　陳皮　煨薑　酒煎服

人參補氣當歸和血陳皮利痰首烏截瘧生薑溫煖中氣

水酒達表通陽

四逆湯　治脉沉厥逆等證

甘草炙　乾薑　生附子

四逆者四肢逆冷因證以名方也凡三陰一陽證中有厥

者皆用之故少陰用以救元海之陽太陰因以溫臟中之

寒厥陰薄厥陽欲立亡非此不救至於太陽誤汗亡陽亦用之者以太少爲水火之主非交通中土之氣不能內復真陽故以生附子生乾薑徹上徹下開闢羣陰迎陽歸舍交接於十二經反復以炙草監之者亡陽不至於大汗則陽未必盡亡故可緩制留中而爲外召陽氣之良法

通脉四逆少陰格陽面赤陽越欲亡急用乾薑生附奪門而入驅散陰霾甘草監制薑附烈性留頓中宮扶持太和元氣藉葱白入營通脉庶可迎陽內返推仲景之心祗取其脉通陽返了無餘義矣至於腹痛加芍藥嘔加生薑咽

痛加桔梗利不止加人參或涉太陰或干陽明或陰火僭上或穀氣不得非格陽症中所必有者也故仲景不列藥品於主方之內學者所當詳審

王又原曰仲景眞武湯一方於水中補火四逆與通脉四逆二方是於水中溫土二方用藥無異分兩不同主治又别所以然者前方脉沉爲陽氣不鼓四逆爲陽微不周然眞陽未盡亡也君以炙草之甘溫溫養微陽臣以乾薑附子之辛溫通關節走四肢此因內陽微而外寒甚故制爲陽氣外達之劑後方裏寒外熱渾是腎中陰寒逼陽於外

故君以乾薑樹幟中宮臣以國老主持中外更以附子大壯元陽共招外熱返之於內蓋此時生氣已離存亡俄頃若以柔緩之甘草爲君何能疾呼外陽故易以乾薑然必加甘草與乾薑等分者恐喪亡之餘薑附之猛不能安養夫元氣所謂有制之師也陽微於裏主以四逆陽格於外主以通脈若內外俱寒則又爲附子湯證而非二方所主矣〇其加減法內面色赤者加葱後人遂以葱白爲通脈四逆不知陽亡於外更用葱以助其散則氣從汗出而陽無由內返也豈不誤耶蓋白通立名因下利脈微用葱白

以通上下之陽此裏寒外熱用通脉以通內外之陽故主方不用葱也宜詳辨之

拯陰湯　治瘧疾陰虛夜發熱多寒少口渴不嘔喃喃錯語飲食如故　黃錦芳製

當歸　川芎　熟地　知母　紅花酒炒　升麻

邪入血分若不從陰提出必致陰受熱損而陰益竭熟地補陰以沃血之源當歸入心以攝血之本川芎行血中之氣知母清血分之熱紅花破瘀升麻升陽

四味回陽飲　治元陽虛脫危在頃刻者

人參　製附子　炮乾薑　炙甘草

附子陽中之陽助人參有回元之功甘草守中佐參附有補陽之力炮薑溫欲脫之陽合參附甘草回虛脫之氣也

霍亂

霍亂一證上吐下瀉而揮霍撩亂此寒邪傷臟之病也或內傷飲食或寒濕傷脾或旱潦誤中沙毒之氣邪在中焦上出爲吐下出爲瀉治此者必宜以和胃健脾爲主轉筋霍亂以足腹之筋拘攣急痛最爲重候也

平胃散　治濕淫於内脾胃不能尅制有積飲痞膈中滿者

厚朴薑汁炙　陳皮　蒼朮炒　甘草炙

胃爲水土之臟長生於申水穀之入於胃也分爲三隧其糟粕一隧下入小腸傳於大腸全賴燥火二氣變化傳送若火不温而金不燥失其長生之氣上雖有心陽以扶土而下焦川瀆失利則胃中泛濫而成卑濕之土爲濕滿爲濡瀉治以蒼朮辛温助胃行濕升發穀氣厚朴苦温辟陰去濁温胃滲濕甘草調和小腸陳皮通理大腸胃氣安常

大小腸處順故曰平胃

柯韻伯曰內經以土運太過曰敦阜其病腹滿不及曰卑監其病留滿痞塞張仲景製三承氣湯調胃土之敦阜李東垣製平胃散平胃土之卑監也培其卑者而使之平非削平之謂猶溫膽湯用凉劑而使之溫非用溫之謂後之註本草者曰敦阜之土宜蒼朮以平之卑監之土宜白朮以培之若以濕土爲敦阜將以燥土爲卑監耶不審敦阜卑監之義因不知平胃之理矣二朮苦甘皆燥濕健脾之用脾燥則不滯所以能健運而得其平第二朮白者柔而

緩蒼者猛而悍此取其長於發汗迅於除濕故以蒼朮爲君耳不得以白補赤瀉之說爲二朮拘也厚朴色赤苦溫能助少火以生氣故以爲佐濕因於氣之不行氣行則愈故更以陳皮佐之甘先入脾脾得補而健運故以炙甘草爲使名曰平胃實調脾承氣之劑歟

縮脾飲　清暑氣除煩渴止吐瀉霍亂及暑月酒食所傷

砂仁　草菓煨去皮　烏梅　甘草炙　扁豆炒　乾葛

此足太陰陽明藥也暑必兼濕而濕屬脾土暑濕合邪脾

胃病矣故治暑必先去濕砂仁草菓辛香溫散利氣快脾消酒食而散濕扁豆專解中宮之暑而滲濕葛根能升胃中清陽而生津烏梅清熱解渴甘草補土和中

六和湯　治夏秋暑濕傷脾或飲冷乘風多食瓜菓以致客寒犯胃食留不化遂成痞膈霍亂等證

半夏炒　人參　甘草炙　砂仁　杏仁　白朮土炒

赤苓　扁豆炒　藿香　厚朴　木瓜　加薑棗煎

傷暑加香薷傷冷加紫蘇一方無白朮一方有蒼朮

六腑不和故用六和湯以和之也食飲不消和以砂仁挾

涎吐逆和以半夏膈氣不利和以杏仁胃氣不調和以參术中氣不快和以藿香伏暑傷脾和以扁朴轉筋爲患和以木瓜三焦蓄熱和以赤苓氣逆急吐和以甘草

冷香飲子　治霍亂陰陽睽隔煩躁脉伏者

附子炮　陳皮　甘草炙　草菓仝吳萸炒黃黑　生薑

井水頓冷服

草菓陳皮溫脾去濕定嘔炙草生薑奠安脾經陰陽以炮附子通行經絡交接上下用飲子者輕清留中也冷服者緩而行也

枇杷葉散　治中暑伏熱煩渴引飲嘔噦惡心頭

目昏眩者

枇杷葉去毛蜜炙　陳皮去白焙　丁香　厚朴去皮薑汁炙　白茅根

麥冬　木瓜　甘草　香薷

胃爲濕所竊據而濁穢故用香薷枇杷葉丁香白茅根之

辛香以安胃而去胃所惡之臭

大黃龍丸　治中暑身熱頭疼狀如脾寒或煩熱

嘔吐昏悶不食

舶上硫黃　硝石一兩　白礬　雄黃　滑石五錢

白麪四兩　五味研末入麪和匀滴水丸如梧子大每

服三十丸新汲井水下

暑風一證其卒倒類乎中風而不可從風門索治百一選方雖有大黃龍丸初不爲暑風立法管見從而贊之曰有中暍昏死灌之立甦則其方亦可得暑風之一斑矣倘其人陰血素虧暑毒深入血分進以此丸豈不立至危殆乎艮方復有地榆散

地榆散　治中暑昏迷不省人事欲死者并治傷

暑煩躁口渴舌乾頭痛惡心及血痢

地榆　赤芍　黃連　青皮去瓤　等分為末每服三錢

土漿水調服若血痢水煎服

用平常凉血之藥清解深入血分之暑風良莫良於此矣

後有用之屢效而美其名為潑火散者知言哉夫中天火

運流金爍石而此能潑之益見暑風為心火暴甚煎熬陰

血舍清心凉血之外無可撲滅耳

胃苓湯　治中暑傷濕停飲夾食腹痛泄瀉及口

渴便秘

陳皮　厚朴　甘草炙　蒼朮　白朮　茯苓

澤瀉　猪苓　肉桂

此上下分消其濕也蒼朴陳草平胃散也以之燥脾白朮茯苓猪苓澤瀉桂五苓散也以之利濕健脾濕利而瀉自止矣然中氣弱者宜補中爲主

四君加味湯　和胃健脾溫撒寒邪

人參　茯苓　白朮土炒　甘草炙　炮薑　附子製

厚朴薑汁炙

參苓朮草四君子湯也益胃健脾復以薑附者溫煖真陽更加厚朴和胃調中

癍痧

癍者有觸目之色無碍手之質卽稠如錦紋稀如蚊跡之象也或佈於胸腹或見於四枝總以鮮紅起發者爲吉色紫成片者爲重黑者爲凶青者爲不治殆傷寒瘟疫諸證失於宣解邪蘊於胃腑而走入營中每有是患耳治法火甚清之毒甚化之失表者當求之汗失下者必取乎攻酌以辛凉辛勝及甘寒苦寒鹹寒等法此繆氏耑以肺胃論治爲精也

涼膈散　治心火上盛中焦燥實煩躁口渴目赤頭眩口瘡唇裂吐血衄血大小便秘諸風瘛瘲胃熱發癍發狂

連翹　大黃　芒硝　甘草　山梔　黃芩　薄荷

煎成入白蜜一匙微煎溫服

膈者膜之横蔽心下周圍相着遮隔濁氣不使上薰心肺者也不主十二經凡傷寒藴熱內閉於膈其氣先通心肺膻中火燔煩熱自當上下分消手太陰之脉上膈屬肺足厥陰之脉上貫膈布脇肋循喉嚨之後以薄荷黃芩從肺

散而涼之腎足少陰之脉上貫膈入肺中以甘草從腎清
而涼之手少陰之脉下膈絡小腸手太陽之脉下膈抵胃
屬小腸以連翹山梔從心之少陽苦而涼之手少陽之脉
下膈循屬三焦手厥陰之脉下膈歷絡三焦以山梔芒硝
從三焦與心包絡瀉而涼之足太陰之脉上膈挾咽連舌
本散舌下以甘草大黃從脾緩而涼之足少陽之脉下貫
膈屬膽以薄荷黃芩從膽升降而涼之胃足陽明之支脉
下膈屬胃絡大腸手陽明之脉下膈屬大腸以大黃芒硝
從胃與大腸下而涼之上則散之中則苦之下則行之緣

絲入㲉周遍諸經庶幾燎原之場頃刻爲清虛之府守真力贊是方爲神妙信哉

升麻鼈甲湯　統治温厲陰陽二病

升麻　當歸　蜀椒　甘草　鼈甲　雄黃

升麻入太陰陽明二經升清逐穢如陽毒爲病面赤斑如錦紋陰毒爲病面青身如被杖咽喉痛毋論陰陽二毒皆已入營矣但升麻僅走二經氣分故必佐以當歸通絡中之血甘草解絡中之毒微加鼈甲守護營神俾椒黃猛劣之品攻毒透表不亂其神明陰毒去椒黃者太陰主內不

能透表恐反助厲毒也千金方陽毒無鼈甲有桂枝者不欲其守亦恐留戀厲毒也

神香散　治乾霍亂

丁香七粒　白荳蔻七粒

有爲末清湯調下如小腹痛者加砂仁七粒

神香散景岳之新方也以之治乾霍亂痧脹腹痛屬於寒濕凝滯脉絡者殊有神功與辰砂益元散治濕熱痧脹可謂鍼鋒相對夫痧者寒熱之濕氣皆可以爲患或四時寒濕凝滯於脉絡或夏月濕熱鬱遏於經隧或鼻聞臭氣而

阻逆經氣或內因停積而壅塞府氣則胃脘氣逆皆能脹滿作痛甚至昏憒欲死西北人以楊柳枝蘸熱水鞭其腹謂之打寒痧東南人以油碗或油線括其胸背手足內胕謂之刮痧以碗鋒及扁鍼刺舌下指尖及曲池委中出血謂之鍘痧更服八砂丹以治其內是皆內外達竅以泄其氣則氣血得以循度而行其脹卽已非另有痧邪也

腎溫湯 黃錦芳製 治春溫因暑熱動其內氣而作一身灼熱口渴飲冷

熟地　山藥　丹皮　龜版　阿膠　防風　桂枝

經曰冬不藏精春必病溫所以溫病兩感止在太陽少陰之內熱邪在腎作擾熟地龜版入腎以救真陰丹皮阿膠以清血分之熱防風桂枝以撤太陽之標而溫邪解矣

風溫湯 葉天士製 治風溫發痧

薄荷 連翹 杏仁 牛蒡子 桔梗 桑白皮

生甘草 黑山梔

此手太陰足陽明兩經藥也風溫之邪治以辛凉薄荷桔梗以祛風杏仁桑皮以宣肺連翹牛蒡以散熱梔子解火鬱甘草養胃陰

表裏兩救湯 汪石山製 治胃虛發瘢失守之火遊行
於外

人參 黃芪炙 白朮土炒 乾薑 甘草炙
茯苓 陳皮

胃司受納胃虛則倉廩匱乏真陽失守溢於肌肉而爲瘢
以五味異功加黃芪實裏乾薑通陽

清解藴熱湯 葉天士製 治伏氣熱藴三焦發熱煩渴
遍體赤瘢夜躁不寐

羚羊角 犀角 連翹心 元參心 鮮生地

金銀花　天花粉　石菖蒲

煩渴屬胃夜躁屬心風溫內擾營分不靜用犀角生地以涼血連翹羚羊以淸心花粉銀花以養胃元參心瀉浮遊之火石菖蒲通膻中之陽

痧後淸熱湯　葉天士製　治痧後伏火未淸內熱身痛

玉竹　白沙參　地骨皮　川斛　麥冬　生甘草

肺主淸肅胃主宗筋伏火熏灼故內熱身痛以沙參地骨皮麥冬淸肺以玉竹生甘草川斛淸胃

頭痛

外感有頭痛內傷亦有頭痛外感頭痛有痛在陽經有痛在陰經內傷頭痛有痛在陰虛有痛在陽虛治外感頭痛汗以表散清在陽而溫在陰治內傷頭痛調其營衛補其陰而益其陽

芎蘓散　治外有頭痛發熱惡寒內有咳嗽吐痰氣洶等證

川芎　半夏　柴胡　茯苓　蘇葉　乾葛　桔梗

陳皮　枳殼　甘草

川芎蘇葉乾葛柴胡解表藥也表解則頭痛發熱惡寒自愈桔梗半夏陳皮枳殼茯苓甘草和裏藥也裏和則欬嗽吐痰氣洶自除

加味清震湯　治雷頭風頭痛而起核塊或頭中雷鳴多屬痰火者主之

升麻　蒼术　青荷葉　甘草炙　陳皮　荆芥

蔓荆子　薄荷　河間原方止有前三味

此足陽明藥也升麻性陽味甘氣升能解百毒蒼术辛烈燥濕強脾能辟瘴癘此局方升麻湯也荷葉色青氣香形

仰象震能助胃中清陽上行用甘溫辛散之藥以升發之使邪從上越且固胃氣使邪不傳裏也其加味則皆疎風和胃之意

清空膏　治偏正頭痛年深不愈者善療風濕熱上壅頭目及腦痛不止若血虛頭痛者非此所宜

羗活　防風　柴胡　黄芩半生半炒　川芎　甘草炙

黄連酒炒

此足太陽少陽藥也頭爲六陽之會其象爲天乃清空之位也風寒濕熱干之則濁陰上壅而作實矣羗防入太陽

柴胡入少陽皆辛輕上升祛風勝濕之藥川芎入厥陰爲通陰陽血氣之使甘草入太陰散寒而緩痛辛甘發散爲陽也芩連苦寒以羌防之屬升之則能去濕熱於高巔之上矣

半夏白朮天麻湯　治眩暈及痰厥頭痛

半夏　白朮　天麻　陳皮　茯苓　甘草炙

蔓荆子　加薑棗煎

此足太陰藥也痰厥頭痛非半夏不能除頭旋眼黑虛風內作非天麻不能定白朮甘苦而溫可以除痰亦可以益

氣茯苓瀉熱導水陳皮調氣升陽蔓荆除風甘草和諸藥合二陳意也

普濟消毒飲　治大頭天行初覺憎寒體重次傳頭面腫盛目不能開上喘咽喉不利口渴舌燥

甘草生　桔梗　黄芩酒炒　黄連酒炒　馬勃　元參　橘紅　柴胡　升麻　連翹　牛蒡子炒　薄荷　殭蠶　板藍根

程鍾齡加用貝母人中黄荷葉體虚加人參

身半以上天之氣也身半以下地之氣也此邪熱客於心

膈之間上攻頭而爲腫盛也芩連苦寒瀉心肺之熱爲君元參苦寒橘紅苦辛甘草甘寒瀉火補氣爲臣連翹薄荷鼠粘辛苦而平藍根甘寒馬勃殭蠶苦平散腫消毒定喘爲佐升麻柴胡苦平行少陽陽明二經之陽氣不得伸桔梗辛溫爲舟楫不令下行爲載也

導濕湯　治左腦頭痛水氣上逆痛如鍼刺腹中覺有水響如雷　黃錦芳製

茯苓　半夏　牛膝　車前子　熟附子　龍骨煅

炙龜版　厚朴　大腹皮

此本陰勝逆而上衝凡一切假陰假陽皆在此處見端用茯苓半夏以洩脾濕之水牛膝車前以引陰氣下行而不上干清陽水盛則火必衰故附子在所必用陰無陰物靜攝則陽必上湊故龜版龍骨在所必投而又慮其氣滯故厚朴大腹皮在所必施

救元補體湯　治頭痛昏憒心主不明則十二官危此方救之

熟地　人參　當歸　茯苓　麥冬　棗仁炒

附子製　鹿茸　五味子　桂元肉　紫河車

腎氣不充而髓海空虛者以熟地人參兩儀陰陽大補氣血頭爲諸陽之會鹿茸禀天春升之木氣味甘可以養血氣溫可以導火熟附輔陽當歸棗仁補肝血茯苓麥冬清心神五味斂心氣桂圓肉味甘益脾紫河車味厚益陰甘醎培脾腎氣溫暢肝氣陰陽和協而虛靈復矣

醒迷湯　治頭痛厥逆痰聚胞絡目定口噤手足冷過肘膝陽氣虛寒者宜之

人參　白朮土炒　當歸　茯苓　白芍炒　半夏炒

杜仲炒　陳皮　棗仁炒　甘草炙　附子製　煨薑　大棗

腎陽不壯而寒氣通腦者以陳夏苓草上達肺金有祛痰理氣之功參朮健脾脾旺而痰自化歸芍和肝棗仁養心附子辛熱散寒濕杜仲辛潤堅筋骨薑棗和營衛如此則陽復而機關利陰充而厥逆回矣

旣濟豁痰湯　治頭痛厥逆痰聚胞絡目定口噤手足冷不過肘膝陰虛有火者宜之

生地　白芍炒　茯神　鉤藤　丹皮　當歸
栢子仁　棗仁炒　龜版炙　竹瀝

腎陰不足而陰火衝逆者以生地甘寒瀉腎火丹皮辛京

瀉膽火歸芎益血卽以熄內風茯神栢子棗仁入心包絡鈎藤竹瀝可以清熱緩急病屬於火火熾風生以此主之

貞元飲　治氣短似喘呼吸急促提不能升嚥不能降氣道噎塞勢劇垂危者

熟地　當歸　炙甘草

此元海無根虧損肝腎子午不交氣脫之候熟地大補腎中元氣滋培真陰以歸元當歸養肝腎之營血甘草和中補氣以歸根氣虛喘急真元失守者可復矣

胃脘痛

胃與胞絡近陽明中土乃水穀之道路多氣多血運化精微而痛有寒熱氣血食滯內虛之不同在男子又有虛火上逆婦人又有肝陽上升不知肝主疏泄鬱則木不舒而侮所不勝腎爲胃關虛則精氣耗而累及中土至於氣分有餘之痛香砂可用不足之痛參附勿疑血分有餘之痛桃仁取效不足之痛歸地奏功此病原病情不可不察也

栝蔞薤白白酒湯　治胸痺喘息欬唾胸背痛短氣

栝蔞　薤白　白酒

栝蔞薤白半夏湯　治胸痹不得卧心痛徹背

栝蔞實　薤白　半夏　白酒

枳實薤白桂枝湯　治胸痹氣結在胸胸滿脇下逆搶心

枳實　厚朴　薤白　桂枝　栝蔞實

胸痹三方皆用栝蔞實薤白按其治法却微分三焦內經言淫氣喘息痹聚在肺蓋謂妄行之氣隨各臟之內因所主而入爲痹然而病變有不同治法亦稍異止就肺痹喘

息咳唾胸背痛短氣者君以薤白滑利通陽臣以栝蔞實潤下通陰佐以白酒熟穀之氣上行藥性助其通經活絡而痺自開若轉結中焦而爲心痛徹背者但當加半夏一味和胃而通陰陽若結於胸脇更加逆氣上搶於心非但氣結陽微而陰氣并上逆矣薤白湯無足稱也須以枳實厚朴先破其陰氣去白酒之醇加桂枝之辛助薤白栝蔞行陽開痺較前法之從急治標又兼治本之意焉

喻嘉言曰胸中陽氣如離照當空曠然無外設地氣一上則窒塞有加故知胸痺者陰氣上逆之候也仲景微則用

薤白白酒以益其陽甚則用附子乾薑以消其陰世醫不知胸痺爲何病習用豈蔻木香訶子三稜神麯麥芽等藥坐耗其胸中之陽亦相懸矣

補肝湯　治寒厥心痛

桃仁　桂心　栢子仁　茯苓　甘草　萸肉

細辛　防風　大棗

舉痛論厥痛計一十三條止有二條爲熱餘皆爲寒其寒熱厥氣犯胃而痛惟肝臟爲最多熱厥痛者用金鈴子散寒厥痛者用補肝湯皆應手取愈但寒厥不以辛散之而

以辛補之者以肝爲剛臟與之辛散剛劑傷其陰必動其厥陽非治也六元正紀大論曰木鬱之發民病胃脘痛上支兩脇明是肝木鬱於胃土中也當以辛潤補肝瀉去胃中肝邪痛乃止桃仁栢子仁辛潤以補肝陰肉桂山萸辛溫以補肝陽甘草大棗甘能和胃緩肝之急防風能於土中瀉木細辛益膽氣以泄肝全方皆辛潤入絡之藥補肝欲而利導之得辛卽可達鬱非必以辛散爲達木之鬱也

金鈴子散　治熱厥心痛

川楝子去核　延胡索　爲末每服三錢溫酒調服

金鈴子散一泄氣分之熱一行血分之滯雷公炮炙論云心痛欲死速覓延胡潔古復以金鈴治熱厥心痛經言諸痛皆屬於心而熱厥屬於肝逆金鈴子非但泄肝功專導去小腸膀胱之熱引心包相火下行延胡索和一身上下諸痛時珍曰用之中的妙不可言方雖小制配合存神却有應手取愈之功勿以淺而忽之

小陷胸湯　治心痞按之則痛脈浮滑者

黃連　半夏　栝蔞實

結胸按之始痛者邪在脈絡也故小陷胸止陷脈絡之邪

從無形之氣而散栝蔞生於蔓草故能入絡半夏成於坤月故亦通陰二者性皆滑利內通結氣使黃連直趨少陰陷脈絡之熱攻雖不峻胸中亦如陷陣故名陷胸僅陷中焦脈絡之邪不及下焦故名小

程扶生曰此熱結未深者在心下不若大結胸之高在心上按之痛比手不可近為輕脈之浮滑又緩於沉緊但痰飲素盛挾熱邪而內結所以脈見浮滑也以半夏之辛散之黃連之苦瀉之栝蔞之苦潤滌之所以除熱散結於胸中也先煮栝蔞分溫三服皆以緩治上之法

大無神朮散　治發熱頭痛傷食停飲胸滿腹痛

嘔吐瀉利並能解穢驅邪除山嵐瘴氣

蒼朮土炒　陳皮　厚朴薑汁炒　甘草炙　藿香　砂仁

蒼朮之燥克制其瘴霧之邪厚朴之苦削平其敦阜之氣藿香砂仁辛香物也能匡正而辟邪陳皮甘草調脾藥也能補中而泄氣此方但用理脾之劑而瘴毒自解矣

安胃湯　王晉三製　治厥陰飢不欲食證

川椒炒去汗　安吉烏梅去核　人參　川黃連　枳實

生淡乾薑

安胃者毋使乘勝之氣犯胃也倦不思食無不由於脾胃爲病然揆其寒熱虛實却有盛衰初無定理惟就厥陰之飢不欲食一證遵仲景甲己化土之論參東垣治脾胃之說爲疏一方川椒之辛佐烏梅之酸行陰以瀉肝枳實乾薑助人參行陽道以益氣黃連於脾胃中瀉心火之亢清脾胃生化之源統論全方辛酸同用以化肝氣酸甘相輔以和胃氣肝化胃和自能進食

附子粳米湯　治腹中寒氣雷鳴切痛胸脅逆滿嘔吐溫胃通陽於腎之劑

附子製　半夏炒　甘草炙　大棗去核　粳米

腎虛寒動於下胃陽爲寒凝窒虛寒從下上也治以附子之温半夏之辛佐以粳米之甘使以甘草大棗緩而行之上可去寒止嘔下可温經定痛

和陰理脾煎黄錦芳製　治胃痛陰火不收胸中掣痛

麥冬　白芍炒　伏龍肝　製首烏　牛膝

廣皮　茯苓

脾有寒濕肝有燥熱茯苓廣皮以理脾濕首烏芍藥以潤肝燥麥冬滋液牛膝收陰伏龍肝去濕此方辛不致燥凉

不致寒滋不致滯所謂運神奇於平淡也

疏肝益胃湯 新製 治胃痛嘔吐酸水

人參 半夏炒 茯苓 廣皮 吳萸 白芍炒

淡乾薑 木瓜 烏梅肉

人參養胃半夏茯苓通陽明白芍木瓜泄厥陰乾薑煖胃吳萸溫肝廣皮辛通烏梅酸收化肝和胃自能已痛止嘔

攝陰湯 治陰維陽損痛處喜按 黃錦芳製

人參 當歸 鹿茸 茯苓 補骨脂 紫石英

人身左陽右陰病在心陰陽浮陰沉病在心陰之裏正是

陰維陽損不能自持諸陰用人參以補陰中之氣當歸以補陰中之血鹿茸以補陰中之陽茯苓以滲陰中之濕紫石英醋煅以降胸腹久聚之氣下入至陰而從二便內出補骨脂能補命門相火及降心腹之氣下行於右故能統攝諸陰之脈使之不至渙散無主也

通補血絡湯 葉天士製 治腹中微痛右脇蠕動陽明脈絡空虛衝任無貯

人參 當歸 茺蔚子 香附醋炒 茯苓 小茴

生杜仲 白芍炒 肉桂

人參茯苓通補陽明歸身白芍柔和厥陰香附小茴辛以走絡肉桂杜仲溫以煖肝茺蔚子活血順氣

脇痛

傷寒脇痛屬少陽經受邪雜證脇痛左爲肝氣不和右爲肝移邪於肺凡治實證脇痛左用枳殼右用鬱金虛寒作痛得溫則散按之則止者又宜溫補大抵痛在氣分者治在氣血藥不宜用也痛在血分者治在血氣藥不宜用也痛而吐酸者木凌脾也痛而寒熱譫語者婦人熱入血室

也蓋甘可緩中則木氣調達自然右降而左升矣

柴胡疏肝散　治左脇肋疼痛寒熱往來

柴胡　陳皮　川芎　赤芍　枳殼　香附醋炒

炙甘草

柴胡川芎分入少陽厥陰枳殼消刺痛赤芍瀉肝火陳皮香附調和氣血甘草散結

推氣散　治右脇痛

枳殼　鬱金　桂心　甘草炙　桔梗　陳皮　薑棗

鬱金辛苦以散肝鬱肉桂辛甘以療脇疼枳殼寬膈桔梗

開提氣血陳皮甘草和中薑棗和營衛

大半夏湯　痰飲兼治

半夏　人參　白蜜　水和蜜揚之二百四十遍煮藥

大半夏湯通補胃腑之藥以人參白蜜之甘厚於半夏之辛則能兼補脾臟故名其方曰大以之治胃反者胃中虛冷脾因濕動而不磨穀胃乃反其常道而爲朝暮吐朝暮者厥陰肝氣盡於戌王於丑也宿穀藉肝氣上升而乃吐出主之以半夏辛溫利竅除寒人參扶胃正氣佐以白蜜揚之二百四十遍升之緩之俾半夏人參之性下行不速

自可斡旋胃氣何患其宿穀不消肝氣僭升也乎

四磨飲　治七情感傷上氣喘急妨悶不食

人參　檳榔　沉香　烏藥

王又原曰七情隨所感皆能爲病然愈於壯者之行而成於弱者之着愚者不察一遇上氣喘急滿悶不食謂是實者宜瀉輙投破耗等藥得藥非不暫快初投之而應投之久而不應矣夫呼出爲陽吸入爲陰肺陽氣旺則淸肅下行歸於腎陰是氣有所收攝不復散而上逆若正氣旣衰邪氣必盛縱欲削堅破滯邪氣必不伏方用人參補其正

氣沉香納之於腎而後以檳榔烏藥從而導之所謂實必顧虛瀉必先補也四品氣味俱厚磨則取其味之全煎則取其氣之達氣味齊到效如桴鼓矣其下養正丹者煖腎藥也本方補肺氣養正溫腎氣鎮攝歸根喘急遄已矣

補腎湯 黃錦芳製 治右脇作痛欬嗽頭痛嗽必努力痰則清稀

製附子　茯苓　半夏　木香　牛膝　補骨脂

痰雖在脇在胃在脾而實歸於腎火之衰故用附子迅補真火以強土茯苓半夏以除脾濕木香以疎中州濕滯之

氣牛膝以引左氣下行歸腎骨脂以引右氣下行歸腎藥
雖數味針芥不差

補肝散　治肝無血養脇痛因於虛者

熟地　白朮土炒　棗仁炒　當歸　川芎　黃芪炙

山藥　五味子炒杵　萸肉　木瓜

參朮補氣益以山藥崇土以培生血之源熟地甘以補肝芎歸辛以補肝棗仁萸肉酸以補肝五味滋腎水木瓜利筋骨

三陰煎　治肝脾虛損精血不足及營虛失血等

證三從木數故曰三陰

人參　熟地　當歸　白芍炒　棗仁炒研　甘草炙

人參大補元氣熟地大補真陰當歸止血芍藥平肝炙甘調和營衛棗仁收攝脾元

左金丸　治肝熱左脇疼欬嗽等證

黃連酒炒　吳萸鹽水炒　薑湯法丸

經脉循行左升右降藥用苦辛肅降行於升道故曰左金吳茱萸入肝散氣降下甚捷川黃連苦燥胃中之濕寒勝胃中之熱臟惡熱而用熱腑惡寒而用寒是謂反治乃損

其氣以泄降之七損之法也當知可以治實不可以治虛若勿論虛實而用之則誤矣

胡天錫曰此瀉肝火之正劑肝之治有數種水衰而木無以生地黃丸癸乙同源是也土衰而木無以植參苓甘草散緩肝培土是也本經血虛有火用逍遙散清火血虛無水用歸脾湯養陰至於補火之法亦下同乎腎而瀉火之治則上類乎心左金丸獨用黃連爲君從實則瀉子之法以直折其上炎之勢吳茱萸從類相求引熱下行并以辛溫開其鬱結懲其扞格故以爲佐然必木氣實而土不虛

者庶可相宜左金者本從左而制從金也

越鞠丸　治藏府一切痰食氣血諸鬱爲痛爲嘔
爲脹爲利者

香附　蒼术　撫芎　山梔仁　神麯　水法丸

季楚重曰內經論木鬱達之五句前聖治鬱之法最詳所謂鬱者滿氣不升濁氣不降也然清濁升降皆出肺氣使太陰失治節之令不惟生氣不升收氣亦不降上下不交而鬱成矣故經云太陰不收肺氣焦滿又云諸氣膹鬱皆屬於肺然肺氣之布必由胃氣之輸胃氣之運必本三焦

之化甚至為痛為嘔為脹為利莫非胃氣不宣三焦失職所致方中君以香附快氣調肺之怫鬱臣以蒼朮開發強胃而資生神麯佐化水穀梔子清鬱導火於以達肺騰胃而清三焦尤妙撫芎之辛直入肝膽以助妙用則少陽之生氣上朝而營衛和太陰之收氣下肅而精氣化此丹溪因五鬱之法而變通者也然五鬱之中金木尤甚前人用逍遙散調肝之鬱兼清火滋陰瀉白散清肺之鬱兼潤燥降逆要以木鬱上衝即為火金鬱斂澁即為燥也如陰虛不知滋水氣虛不知化液是又不善用越鞠矣

吐蚘

邪熱在胃蚘爲熱廹上逆而出宜淸熱逐邪熱退而蚘自安亦有胃寒者蚘在胃而不在厥陰卽投理中湯若邪傳厥陰胃中寒冷蚘亦不能自安宜溫胃補肝腎餘邪始退蚘蟲亦安此治厥陰虛寒大虛之吐蚘也夫內傷吐蚘責在脾而先責在腎時令吐蚘治在邪而先治在正

理中安蚘散　治胃寒吐蚘

人參　白术土炒　茯苓　乾薑　川椒　烏梅

川椒通上焦君火之陽人參乾薑溫中焦脾胃之陽茯苓淡以勝白朮之苦烏梅味酸急瀉厥陰不欲其緩而蚘自安矣

烏梅丸　治傷寒厥陰證寒厥吐蚘亦治胃腑發欬欬而嘔嘔甚則長蟲出亦主久痢

烏梅　細辛　桂枝　附子　人參　黃栢

黃連　川椒　乾薑　當歸

烏梅漬醋益其酸急瀉厥陰不欲其緩也桂椒辛附薑重用辛熱升達諸陽以辛勝酸又不欲其收斂陰邪也桂枝

蜀椒通上焦君火之陽細辛附子啟下焦腎中生陽人參乾薑當歸溫中焦脾胃之陽則連栢瀉心滋腎更無亡陽之患而得厥陰之治法矣合爲丸服者又欲其藥性逗留胃中以治蚘厥俾酸以縮蚘辛以伏蚘苦以安蚘也至於臟厥亦由中土不得陽和之氣一任厥陰肆逆也以酸瀉肝以辛散肝以人參補土緩肝以連栢監制五者之辛熱過於中焦而後分行於足三陰臟厥雖危或得溫之散之補之瀉之使之陰陽和平焉有厥不止耶

柯韻伯曰六經惟厥陰爲難治其本陰其標熱其體木其

用火必伏其所主而先其所因或收或散或逆或從隨所利而行之調其中氣使之和平是治厥陰法也厥陰當兩陰交盡又名陰之絕陽宜無熱矣第其具合晦朔之理陰之初盡卽陽之初生所以一陽爲紀一陰爲獨使則厥陽病熱是少陽使然也火王則水虧故消渴氣上撞心心中疼熱氣有餘便是火也木盛則剋土故饑不欲食蟲爲風化飢則胃中空虛蚘聞食臭出故吐蚘仲景立方皆以辛甘苦味爲君不用酸收之品而此用之者以厥陰主肝木耳洪範曰木曰曲直作酸內經曰木生酸酸入肝君烏梅

之大酸是伏其所主也配黃連瀉心而除疼佐黃栢滋腎以除濕先其所因也腎者肝之母椒附以溫腎則火有所歸而肝得所養是固其本肝欲散細辛乾薑辛以散之肝藏血桂枝當歸引血歸經也寒熱雜用則氣味不和佐以人參調其中氣以苦酒漬烏梅同氣相求蒸之米下資其穀氣加蜜爲丸少與而漸加之緩則治其本也蛔昆蟲也生冷之物與濕熱之氣相成故藥亦寒熱互用且胸中煩而吐蛔則連栢是寒因熱用也蛔得酸則靜得辛則伏得苦則下信爲化蟲佳劑久利則虛調其寒熱酸以收之下

利自止

清熱安蚘湯汪藴谷製　治邪熱在胃蚘爲熱廹不能自容上逆而出

麥冬　丹皮　貝母　黑豆　甘草　銀花

黃連　地骨皮　黃泥

胃熱有餘而吐蚘麥冬貝母以清胃丹皮地骨以清熱甘豆銀花黃土以解陽明熱邪黃連大苦制蚘且瀉心火如此則胃和而蚘自安矣

溫胃理中湯汪藴谷製　治老稚體弱之人邪傳厥陰

胃中寒冷蚘不能安

人參 白朮土炒 炮薑 甘草炙 附子製 肉桂
丁香 烏梅

理中者所以理中焦之陽氣也參朮薑草溫胃以除寒復以桂附丁香辛熱大煖胃陽以逐其錮冷沉寒之氣如此則離照當空陰霾潛消矣烏梅味酸安蚘止嘔

八味加味湯汪蘊谷製 治厥陰虛寒大虛之吐蚘也

熟地 萸肉 茯苓 山藥 丹皮 附子 肉桂
澤瀉 人參 黃芪炙 白朮土炒 兎絲子 枸杞

八味地黃湯益火以消陰翳復以參朮芪溫補脾陽菟絲枸杞溫補肝腎之陽胃中得溫而蚘自止

除濕清火湯 黃錦芳製 治蟲由木盛乘虛侮脾晝時小腹苦痛飲食不思

廣皮 半夏 枳殼 厚朴 大黃 黃連
赤芍 丹皮

痛本屬蟲而燥氣逼之便閉不解用廣皮半夏以除脾濕枳殼厚朴以除脾滯大黃以除久閉之熱黃連赤芍丹皮以清心肝二經之火大便通而腹痛止矣

集効丸　治蟲嚙腹痛作止有時或耕起往來

大黃炒　鶴虱炒　檳榔　訶子皮　蕪荑炒　木香

乾薑炒　附子　蜜丸食前烏梅湯下婦人醋湯下

此手足陽明藥也蟲喜溫惡酸而畏苦故用薑附之熱以溫之烏梅訶皮之酸以伏之大黃檳榔蕪荑鶴虱之苦以殺之木香辛溫以順其氣也

掃蟲煎　治諸蟲上攻胸腹作痛等證

青皮　小茴　吳茱　檳榔　烏藥　榧肉　烏梅

甘草　硃砂　雄黃

青皮烏藥止心腹之疼痛小茴檳榔入腸而殺三蟲榧肉潤肺甘草和中吳萸助陽烏梅酸收皆殺蟲之聖品硃砂安神祛蠱雄黃化瘀解毒

疫證

疫乃天地不正之氣四時皆有能傳染於人以氣感召從口鼻而入醫家概認作傷寒治誤矣惟先補正氣正旺則內臟堅固邪無由而入陰回則津液內生邪不攻而却倘救陰不効則扶陽補脾須知邪客上焦乃清虛之府故用

芳香以鮮之邪客中下二焦乃濁陰之所必須以穢解穢
而穢氣始除此收効萬全之策也

救疫湯 汪蘊谷製 此先補正氣之治

黑豆 緑豆 白扁豆 貝母 生甘草 金銀花
丹皮 當歸 玉竹 生首烏 黃土 赤飯豆
老薑 泄瀉者當歸易丹參

四豆黃土隱分五方之色黑豆緑豆甘草銀花黃土一派
甘寒分解足陽明足少陰毒邪當歸丹皮和血京血首烏
益陰直解營分毒邪扁豆貝母玉竹甘養肺胃以生津液

赤飯豆利水道用老薑一味通陽

乾一老人湯　解毒扶元初發熱者宜之

金銀花　生甘草　黑大豆　鮮黃土

甘寒甘平以解熱毒之邪把守少陰門戶誠妙方也

扶元逐疫湯 汪廣期製　扶正托邪所以顧人氣之虛病氣之毒也

黃芪炙　升麻蜜水炒　白术土炒　柴胡蜜水炒　陳皮炒

玉竹　沙參　甘草炙　當歸　加薑棗煎

法東垣邪之所湊其氣必虛之旨於補中益氣復以玉竹

沙參以救胃津所謂治病必求其本也

治疫清凉散　治天氣病氣兩邪歸併於裏腹脹滿悶譫語發狂唇焦口渴者宜之　程鍾齡製

秦艽　赤芍　知母　貝母　連翹　荷葉　丹參　柴胡　人中黃

如傷食胸滿加麥芽山查蘿蔔子陳皮○脇下痞加鱉甲枳殼○昏憒譫語加黃連○熱甚大渴加石膏天花粉人參○便閉不通腹中脹痛者加大黃下之○虛人自汗多倍加人參○津液枯少加麥冬生地

入中黄甘寒入胃能解五臟實熱柴胡秦艽撤寒熱邪氣知母貝母存津液以杜刼灼丹參赤芍和營連翹瀉火荷葉升發胃氣

芬芳清解湯 葉天士製 治上受穢邪逆走膻中神躁暮昏當清血絡以防結閉

犀角鎊 連翹 生地 元參 石菖蒲 鬱金

銀花 金汁

邪犯膻中神識不清犀角生地涼心血以去熱菖蒲鬱金通心氣以除穢連翹元參以清血絡銀花金汁以解毒邪

小建中湯　治虛勞裏急腹痛失精四肢痠疼手足煩熱咽乾口燥等證

膠飴　甘草炙　桂枝去皮　白芍炒　大棗　生薑

虛勞自汗加人參○諸虛羸瘠加黃芪○婦人血虛自汗加當歸

建中者建中氣也名之曰小者酸甘緩中僅能建中焦營氣也前桂枝湯是芍藥佐桂枝今建中湯是桂枝佐芍藥義偏重於酸甘專和血脉之陰芍藥甘草有戊己相須之妙膠飴爲稼穡之甘桂枝爲陽木有甲己化土之義使以

薑棗助脾與胃行津液者血脈中之柔陽皆出於胃也
柯韻伯曰桂枝湯為治表而設佐以芍藥者以自汗故耳自汗本表證而所以自汗者因於煩煩則由裏熱也此湯倍芍藥加膠飴名曰建中則固為裏劑矣然由傷寒內熱雖發而外寒未除勢不得去薑棗以未離於表而急於建中故以小名之其劑不寒不熱不補不瀉惟甘以緩之微酸以收之故名曰建耳所謂中者有二一心中悸而煩煩則為熱悸則為虛是方辛甘以散太陽之熱酸苦以滋少陰之虛是建膻中之宮城也一腹中急痛急則為熱痛則

爲虛是方辛以散厥陰之邪甘以緩肝家之急苦以瀉少陽之火酸以致太陰之液是建中州之都會也若夫中氣不足勞倦所傷非風寒外襲者金匱加黃芪以固腠理而護皮毛則亡血失精之症自安此陽密乃固之理也

汪訒菴曰此足太陰陽明藥也脾欲緩急食甘以緩之故以飴糖爲君甘草爲臣桂枝辛熱辛散也潤也營衛不足潤而散之芍藥酸寒酸收也泄也津液不通收而行之故以桂芍爲佐生薑辛溫大棗甘溫胃者衛之源脾者營之本衛爲陽益之必以辛營爲陰補之必以甘辛甘相合脾

胃健而營衛通故以薑棗為使

痹證

痹者閉也風寒濕三氣雜至合而為痹也其風氣勝者為行痹遊走不定也寒氣勝者為痛痹筋骨攣痛也濕氣勝者為着痹浮腫重墜也治行痹者散風為主除寒祛濕佐之治痛痹者散寒為主疎風燥濕佐之治着痹者燥濕為主祛風散寒佐之然攻表耗元過多以致真陰欲竭真陽欲脱者又宜壯水益陰補氣生陽斯根本不搖矣

蠲痺湯　通治風寒濕三氣合而成痺

黃芪　防風　當歸　羌活　赤芍　炙甘草

片子薑黃炒　生薑　大棗

蠲去之疾速也痺濕病也又言痛也三者兼內外因而言非獨言外因也蓋有肝虛生風腎虛生寒脾虛生濕抑或有諸內因而兼外邪爲痺即經言邪之所湊其氣必虛耳蠲痺湯爲治痺祖方黃芪實衛防風祛風當歸和營羌活散寒赤芍通脉絡之痺片子薑黃通經隧之痺甘草和藥性薑棗和營衛其義從營虛則不仁衛虛則不用立法豈

非痺屬內外因也乎

六物附子湯　治陽氣衰於下令人寒厥從五指至膝上寒者

附子　肉桂　防已　白朮　炙甘草　茯苓

進退消長者陰陽之理也故陽氣衰之者陰必湊之令人五指至膝上皆寒名曰寒厥寒厥者寒氣逆於下也附子肉桂辛熱之品也故用之以壯元陽防已甘草白朮茯苓甘溫燥滲之品也可佐之以平陰翳

松枝酒　治白虎歷節風走注疼痛或如蟲行諸

般風氣

松節　桑枝　桑寄生　鉤藤　續斷　青木香

天麻　金毛狗脊　虎骨　秦艽　海風藤

菊花　五加皮　當歸　痛甚在下加牛膝效

每藥一兩用生酒二觔煮退火七日飲

桑節桑枝以治風濕鉤藤菊花以熄內風當歸秦艽所謂治風先治血血行風自滅虎骨追風天麻定風狗脊益血強機關續斷補肝理筋骨五加皮祛風而勝濕海風藤桑寄生和血脉而除痺痛用木香所以調氣也

清熱定痛湯　治脉數有力歷節白虎痛風證

生地　元參　麥冬　知母　黄連　石膏

黄栢　黄芪炙　甘草炙　大棗

陽明主宗筋筋熱則四肢緩縱痛歷關節而爲熱痺也以石膏知母生地麥冬清陽明之積熱以元參黄連黄栢降有餘之實火大隊寒凉之中必用扶脾故用黄芪甘草大棗甘以緩之

參术壯氣湯葉天士製　治風濕阻遏經隧爲腫爲痛

人參　生白术　黄芪炙　桂枝　當歸炒　甘草炙

煨薑　南棗

參朮芪補氣以實衛陽則藩籬固而邪無由乘矣桂枝甘草辛甘和陽當歸通絡薑棗和營衛

通補溫絡湯 葉天士製　治痺痛止而行走痿弱無力

黃芪炙　茯苓　生白朮　甘草炙　沙蒺藜　當歸　牛膝　仙靈脾　虎骨膠　金狗脊

行走痿弱有屬肝腎陽不足者肉蓯蓉生精補陽仙靈脾專益精氣金狗脊能健筋骨虎骨膠追風定痛芪朮苓草以護持脾陽當歸牛膝以通達肝絡

痿證

痿病之來確在筋脈之間肺葉之脈絡焦枯不欬嗽者尚輕痿手者少痿足者多蓋下部屬肝腎根由陰虧而髓空筋爲熱灼未有不痿躄者也經曰治痿獨取陽明者陽明主潤宗筋宗筋主束骨而利機關也取陽明者所以祛胃土之濕丹溪瀉南補北者壯水之主以鎮陽光火歸窟宅金不受刑所以清肺金之熱皆良法耳

虎潛丸　治精血不足筋骨痿弱足不任地及骨

蒸勞熱

龜版 瑣陽 熟地 黃栢（炒褐色） 知母 牛膝
白芍 虎骨（酒炙酥） 當歸 陳皮

羯羊肉酒煮爛搗丸鹽酒下冬加乾薑一兩

黃栢知母熟地所以壯腎水而滋陰當歸白芍牛膝所以補肝虛而養血牛膝又能引諸藥下行以壯筋骨蓋肝腎同一治也龜得陰氣最厚故以補陰而爲君虎得陰氣最強故以健骨而爲佐用脛骨者其氣力皆在前脛故用以入足從其類也瑣陽益精壯陽養筋潤燥然數者皆血藥

故又加陳皮以利氣加乾薑以通陽羊肉甘熱屬火而大補亦以味補精以形補形之義使氣血交通陰陽相濟也名虎潛者虎陰類潛藏也蓋補陰所以補陽也丹溪加乾薑白术茯苓甘草五味子菟絲子紫河車名補益丸治痿一方加龍骨名龍虎濟陰丹治遺洩

王晉三曰虎陰獸潛伏藏也臟陰不藏內熱生痿者就本臟分理以伏藏其陰也故用龜甲爲君專通任脈使其肩任三陰臣以虎骨熄肝風丸以羊肉補精髓三者皆有情之品能戀失守之陰佐以地黃味苦補腎當歸味辛補肝

使以牛膝行血陳皮利氣芍藥約陰下潛知栢苦以堅之瑣陽澁以固之其陰氣自然伏藏而內守矣

王又原曰腎爲作強之官有精血以爲之強也若腎虛精枯而血必隨之精血交敗濕熱風毒遂乘而襲焉此不能步履腰痠筋縮之症作矣且腎兼水火火勝爍陰濕熱相搏筋骨不用宜也方用黃栢淸陰中之火燥骨間之濕且苦能堅腎爲治痿要藥故以爲君虎骨去風毒健筋骨爲臣然高源之水不下母虛而子亦虛肝臟之血不歸子病而母愈病知母淸肺源歸芍養肝血使歸於腎龜稟天地

之陰獨厚茹而不吐使之坐鎮北方更以熟地牛膝瑣陽羊肉羣隊補水之品使精血交補若陳皮疏血行氣茲又有氣化血行之妙其爲筋骨壯盛有力如虎也必矣道經云虎向水中生以斯爲潛之義焉夫是以命之曰虎潛

補北健行湯　治痿證足不任地真水不足陽明爲熱灼而小筋弛長此方立效

生地　熟地　茯苓　丹皮　炙龜版　女貞子

生苡仁　南沙參　丹參　阿膠

丹溪有瀉南補北之法壯水之主以鎮陽光火歸竄宅金

不受刑而陽明亦無肺熱之氣乘之宗筋柔和機關可利耳二地女貞山藥以益陰茯苓以通陽明丹皮以泄少陽沙參苡仁阿膠以清肺金龜版醎走任脉丹參苦入少陰

五痿湯　治五臟痿

人參　白朮土炒　茯苓　甘草炙　當歸　苡仁

麥冬　黃栢鹽水炒　知母鹽水炒

經云五臟因肺熱葉焦發爲痿躄肺氣熱則皮毛先痿而爲肺鳴心氣熱則脉痿脛縱不任地肝氣熱則筋痿口苦而經攣脾氣熱則肉痿肌膚不仁腎氣熱則骨痿腰脊不

舉治痿之法不外補中祛濕養陰清熱而已人參白朮炙草以補中當歸麥冬以養陰茯苓苡仁以祛濕黄栢知母以清熱

肺熱湯　治肺鳴葉焦令人色白毛敗發爲痿躄

元參　射干　薄荷　芍藥　升麻　栢皮　生地

梔子　竹茹　羚羊角

肺者五藏之天所以出納天地中和之氣而百骸資始者也肺病則百骸無以資始而痿病成矣羚羊角元參射干凉膈之品也可清膈上之熱薄荷升麻辛凉之品用以泄

肺金之鬱熱栢皮能益腎水生地能凉心血梔子竹茹能泄肝腎相火芍藥味酸和肝之品也各得其平則安矣

癲狂

經曰重陰爲癲重陽爲狂癲者癡呆之狀志願不遂者多得之狂者發作剛暴此痰火結聚所致癲者虛多而實少狂者則全實矣

鐵落飲　治痰火入心包絡爲狂

鉄落　石膏　龍齒　茯苓　防風　秦艽

元參　竹瀝

鐵落金之重者也木氣實用金以平之石膏以清陽明之熱龍齒茯苓引神氣以入心經防風秦艽散入表之風元參竹瀝清膈上之熱痰

服蠻煎　此方善入心脾行滯氣開鬱結通神明

生地　麥冬　白芍　石菖蒲　石斛　丹皮

知母　茯神　木通　陳皮

生地白芍麥冬石斛凉血而養營丹皮知母滋陰而降火菖蒲茯神開鬱而通神用陳皮有利氣化痰之功佐木通

有滲利小水之用性味輕清大有奇妙

清膈煎　治痰因火動氣壅喘滿內熱煩渴等證

膽星　貝母　陳皮　海石　木通　白芥子炒

陳貝膽星消痰利膈海石除軟堅之痰白芥利膈膜之痰木通瀉火下行而痰自利也

河車丸　癲證既愈之後用此方斷其根

紫河車　茯苓　茯神　遠志　丹參　人參

河車本血氣所生大補氣血為君人參大補元氣茯神丹參入心能定心神茯苓能滌痰飲遠志交通心腎蓋氣血

光則精神旺君火以明相火以位心陽不動痰火自熄矣

硃砂安神丸　驚雖屬肝然心有主持則不驚矣

心驚然後膽怯心氣熱此方主之

硃砂飛淨　黃連　生地　當歸　甘草生

心血虛而火襲之硃砂之重以安其神黃連之苦以瀉其火生地之凉以清其熱當歸之辛以養其血甘草以緩其焰則氣正而神安矣所謂邪在上者從高抑之

證因方論集要卷四

膈噎

通幽湯　深師七氣湯　旋覆代赭湯　啟膈散

秘方

反胃

生薑瀉心湯　甘草瀉心湯　附子瀉心湯

半夏瀉心湯　橘皮竹茹湯　吳茱萸湯　黃芩湯

拘攣

秦艽升麻湯　續命湯　養血舒筋湯　秦艽天麻湯

脚氣

雞鳴散　檳榔散　當歸拈痛湯　桑白皮散

腫腮

辛凉甘桔湯　養陰甘桔湯　救陰保元湯　三黃湯

清肝疎膽湯

淋濁

萆薢分清飲　清心蓮子飲　導赤散　肺腎交固湯

兎絲子丸　秘元煎　內補鹿茸丸

疝氣

吳茱萸加附子湯　當歸生薑羊肉湯　八味膽草湯
橘核丸　龍膽瀉肝湯　煖肝煎　胡蘆巴丸

眼目

蟬花無比散　蒺藜湯　四順清涼飲　益陰腎氣丸
消障救睛散　明目地黃丸　益氣聰明湯　地芝丸
加減一陰煎　洗肝散

咽喉

元參升麻湯　抽薪飲　滋陰八味湯　艮方安腎丸
二陰煎　猪膚湯　苦酒湯　黃連阿膠湯

耳病

逍遙散加味　腎熱湯　六味湯加味　加減逍遙散

鼻病

辛夷散　薯耳散　益氣湯　補腦丸

聲瘖

參蘇飲　十味溫膽湯　正傳麥門冬湯　七福飲

平補鎮心丹

痔漏

加減六味湯　黑地黃丸

脱肛

舉元煎　補陰益氣煎　約營煎　急救三陰湯

吐屎

清胃平逆湯　救腎安逆湯

身癢

石山清熱養血湯　清氣湯

玳瑁瘟

葛根黄芩黄連湯　涼腸散　犀角地黄湯

陽痿

斑龍丸　贊育丹

齒牙

聖濟蜂房湯　東垣神功丸　太清飲　左歸丸

右歸丸

證因方論集要卷四

海陽汪汝麟石來集

膈噎

病在上焦而其原實在下焦乃賁門爲病血液乾枯蓋津液不潤凝結頑痰而阻塞胃脘者有之氣結不行血滯成瘀而阻塞胃脘者有之治宜養血益氣以通腸胃補陰助陽以救本原庶春回寒谷矣

通幽湯　治大便燥結堅黑腹痛

當歸　升麻　桃仁　紅花　甘草炙　生地

熟地　麻子仁

大腸得血則潤亡血則燥故用熟地當歸以養血初燥動血久燥血瘀故用桃仁紅花以去瘀麻仁所以潤腸大黃所以通燥血熱則涼以生地黃氣熱則涼以生甘草微入升麻消風熱也

深師七氣湯　治氣噎膈

乾薑　黃芩　桂心　半夏　甘草　陳皮　熟地

白芍　桔梗　枳實　人參　吳萸

氣者運行而不息之機氣行則治氣鬱則病是方也用乾薑肉桂吳萸半夏陳皮之辛苦可以降氣黃芩枳實桔梗之苦可以調氣猶恐脾虛不能運氣用人參甘草以益脾恐肝腎弱不能吸氣用地黃以滋腎芍藥以和肝

旋覆代赭湯　治噫氣方也凡汗吐下後心下痞鞕噫氣不除等證

旋覆花　代赭石　人參　炙甘草　半夏　生薑　大棗

旋覆代赭石湯鎮陰宣陽方也以之治噫噫者上焦病聲

也脾失升度肺失降度陰盛走於胃屬於心而爲聲故用旋覆鹹降肺氣代赭重鎮心包絡之氣半夏以通胃氣生薑大棗以宣脾氣而以人參甘草奠安陽明不容陰邪復過則陰謐於裏陽發於表上中二焦皆得致和矣

羅東逸曰仲景此方治正虛不歸元而承領上下之聖方也蓋發汗吐下解表後邪雖去而胃氣之虧損亦多胃氣既虧三焦因之失職陽無所歸而不升陰無所納而不降是以濁邪留滯伏飲爲逆故心下痞鞕噫氣不除方中以人參甘草養正補虛薑棗和脾養胃所以安定中州者至

矣更以代赭石得土氣之甘而沉者使之斂浮鎮逆領人參以歸氣於下旋覆之辛而潤者用之開肺滌飲佐半夏以蠲痰飲於上苟非二物承領上下則何能使氣噫不除者消心下鞕自除乎觀仲景治下焦水氣上凌振振欲擗地者用真武湯鎮之利在下焦者下元不守用赤石脂禹餘糧固之此胃虛在中氣不及下復用此法領之而胸中轉否爲泰其爲歸元固下之法各極其妙如此

啟膈散　通噎膈開關之劑屢效

沙參　丹參　茯苓　川貝母　鬱金　砂仁殼

荷葉蒂　杵頭糠

砂仁殼鬱金苦辛以啟膈茯苓貝母甘潤以豁痰丹參沙參去瘀清胃杵頭糠味辛甘主治膈氣噎塞荷葉蒂專升少陽生氣

秘方　治噎膈

童便　牛乳　羊乳　甘蔗汁　韭菜汁　竹瀝

薑汁　白蜜　和勻溫服

噎膈由於津液之涸腸胃之燥牛羊乳滋潤滑澤腸胃所喜蔗汁白蜜甘寒生津竹瀝清熱薑汁通膈韭汁散瘀逐

痠童便醎寒下降所以可清燥火之邪也此方不用草木無情故佳

反胃

病嘔而吐食入反出是無火也寒在上焦則多爲惡心此胃脘之陽虛也寒在中焦則食入不化少頃復出此胃中之陽虛也寒在下焦則朝食暮吐兩火不能傳化久而復出此命門之陽虛也上中下三焦之辦如是

生薑瀉心湯　治胃中不和心下痞鞕乾噫食臭

脇下有水氣腹中雷鳴下利

生薑　乾薑　半夏　黃芩　黃連　人參

甘草　大棗

瀉心湯有五總不離乎開結導熱益胃然其或虛或實有邪無邪處方之變則各有微妙先就是方胃陽虛不能行津液而致痞者惟生薑辛而氣薄能升胃之津液故以名湯乾薑半夏破陰以導陽黃芩黃連瀉陽以交陰人參甘草益胃安中培植水穀化生之主宰仍以大棗佐生薑發生津液不使其再化陰邪通方破滯宣陽亦瀉心之義也

甘草瀉心湯　治穀不化腹中雷鳴心下痞鞕而滿乾嘔心煩不得安此胃中虛客氣上逆也

甘草　乾薑　大棗　半夏　黃芩　黃連

甘草瀉心非瀉結熱因胃虛不能調劑上下致水寒上逆火熱不得下降結爲痞故君以甘草大棗和胃之陰乾薑半夏啟胃之陽坐鎮下焦客氣使不上逆仍用芩連將已逆爲痞之氣輕瀉却而痞乃成泰矣

附子瀉心湯　心下痞而復惡寒汗出者

附子炮　黃芩　黃連　大黃

附子非瀉心之藥見不得已而用寒涼瀉心故以附子名其湯蓋氣痞惡寒陽氣外撤此除似難用苦寒矣然其痞未解又不得不用苦寒以瀉其熱顧仲景以大黃黃連猶爲未足再複黃芩蓋因上焦之氣亦拂鬱矣故三焦皆熱苦寒之藥在所必用又恐其虛寒驟脫故用三黃徹上下而瀉熱卽用附子徹上下以溫經三黃用麻沸湯漬附子別煮汁是取三黃之氣輕附子之力重其義仍在乎救亡陽也

半夏瀉心湯　嘔而發熱柴胡證具而以他藥下

之但滿而不痛此為痞

半夏　黃芩　黃連　人參　甘草炙　乾薑　大棗

方名半夏非因嘔也病發於陰而反下之因作痞是少陰表證誤下之寒反入裏阻君火之熱化結成無形氣痞按之自濡用乾薑開痞芩連泄熱未能治少陰之結必以半夏啟一陰之機人參甘草大棗壯二陽生氣助半夏開闔陰寒使其熱化痞解

五瀉心湯合論

王又原曰病發於陰而反下之因作痞然亦有汗出解之

後而痞者亦有下後復汗而痞者亦有不經汗下而痞者大要結胸屬實痞屬虛結胸熱入痞無熱入藥用苦以瀉之辛以散之是也然仲景立五瀉心湯藥有同異其同者黃連乾薑若黃芩大棗則異而同也其異者人參附子大黃若半夏甘草生薑則同而異者也試論之傷寒五六日柴胡證具而以他藥下之成痞卽用小柴胡湯以乾薑易生薑以黃連易柴胡彼以和表裏此以徹上下而必推半夏爲君者痞從嘔得來半夏之辛以破結主病之藥故也汗出解之後巳無傷寒、矣胃藏津液發汗則津液亡故胃中不和薑棗以和營衛以生發胃家升騰之氣乃治雜症之標的也一屬少陽一屬汗解人參在所必用耳若傷寒中風正在太陽無用人參之例雖下而復下爲胃中虛不可用也但以甘草緩其下利之急速和其客氣之上逆溫其中氣之不調補其心煩之不安焉耳心下鞕滿痞之候也緊反入裏痞之診也按之濡關上浮爲痞尚未成故無用廣荆之六十萬但假將軍之先聲以奪之此漬以麻沸湯須臾去滓僅得其無形之氣不用其有形之味也心下痞惡寒者爲兼有之症明係表邪未解心下痞而復惡寒

者爲續見之症明係陽氣外亡況加以汗出乎兼見者以兩湯治之續見者以一湯救之其附子則煮汁者是取三黃之氣輕取附子之力重也然胃居心下心下痞者胃痞也不曰瀉胃而曰瀉心恐混以苦寒傷其胃陽又誤爲傳入陽明以治陽明之法治之也此仲景之微旨也

橘皮竹茹湯　治吐利後胃虛膈熱呃逆者

橘皮　竹茹　人參　甘草炙　大棗　生薑

橘皮湯治嘔噦橘皮竹茹湯治噦逆嘔者張口有物有聲噦者撮口有聲無物若嘔噦四肢厥冷乃胃中虛冷陰凝

陽滯主之以陳皮生薑辛香温散開發胃陽而嘔噦自止若噦逆無寒證明是胃虛虛陽上逆病深聲噦當重用橘皮通陽下氣臣以竹茹淸胃中虛火又不涉寒凉佐以參甘薑棗奠安胃氣禦逆止噦病有虛實治有淺深勿謂病深聲噦爲難治之候也

吳茱萸湯　治濁氣上升而生䐜脹用温散降濁之法

吳萸炒　肉桂去皮　乾薑炮　蜀椒炒去汗　陳皮去白

白朮土炒　厚朴薑汁製　生薑三片仝煎

經言寒氣生濁濁氣在上則生䐜脹是亦陰陽反作也方義宣布五陽亦用白朮厚朴者中焦䐜脹正當以白朮溫中健脾厚朴溫散和胃吳茰入肝官桂入心乾薑入脾陳皮入肺蜀椒入腎皆氣厚性輕芳香開發用以驅散濁陰有捷於影響之妙

黃芩湯　治太陽少陽合病自下利者若嘔者加半夏生薑

黃芩　赤芍　甘草炙　大棗

程郊倩曰此之合病者頭痛胸滿口苦咽乾目眩或往來

寒熱脉或大而弦半表之邪不待太陽傳遞而即合太陽並見經氣不無失守所以下利陽熱漸勝表實裏虛則邪熱得乘虛而攻及裏氣　用黃芩湯清熱益陰半裏清而半表自解矣

柯韻伯曰太陽少陽合病是熱邪已入少陽之裏膽火上逆移熱於脾故自下利與黃芩湯酸苦相濟以存陰也熱不在半表故不用柴胡今熱已入半裏故黃芩主之雖非胃實亦非胃虛故不須人參以補中也兼痰飲則嘔故仍加半夏生薑

拘攣

拘攣屬肝雖有風寒濕熱血虛之不同然總不外亡血筋無榮養蓋陰血受傷則血燥血燥則筋失所滋爲拘爲攣治此者必先以氣血爲主經曰足受血而能步掌受血而能握指受血而能攝此之謂也

秦艽升麻湯　治風寒客胃口眼喎斜惡見風寒四肢拘急脉浮而緊

升麻　葛根　秦艽　白芷　防風　甘草　芍藥

人參　桂枝　葱白

李士材曰至哉坤元爲五臟之王木勝風淫則倉廩之官承制脾主四肢故痿痺也口爲土之外候眼爲木之外候故俱病也升麻白芷皆陽明本藥故用爲直入之兵人參桂枝固其衛氣芍藥秦艽和其營血防風卑賤之卒隨令而行葱根發汗之需無微不達又藉甘草以和之而邪有不散者乎

經驗續命湯　治風痱身體不能自收口不能言或拘急不得轉側冐昧不知痛處

麻黃　桂枝　石膏　乾薑　杏仁　川芎　當歸
人參　甘草　汗出則愈不汗更服

藥品同於大青龍湯借川芎佐桂枝以治風痺乾薑佐麻
黃以治寒痺杏仁佐石膏以治熱痺獨桂枝人參並用仲
景謂之新加以之治真中風似乎不宜實表然真中風雖
有客邪仍以內因爲重邪風中人身非必由表虛絡脉弛
縱必由裏熱故氣宜固血宜活風寒宜散脉絡宜涼自當
內外施治以辟邪風非處方之冗雜也

趙以德曰非病者營衛氣血不養於內外故身體不用機

關不利精神不治然是證有虛有實虛者自飲食房勞七情得之如內經所謂內奪而厥則爲瘖痱之類是也實者自風寒暑濕感之虛者不可以實治治之則愈散其氣血今此方明言其中風痱其營衛之屬實邪者也故用續命續命乃麻黃湯之變者加乾薑開血受寒痺石膏解肌受風痺當歸和血人參益氣川芎行血散風也其并治咳逆上氣面浮亦爲風寒而致之也

養血舒筋湯　治血虛不能榮筋而攣證作

當歸　白朮土炒　茯苓　沙參　麥冬　牛膝

棗仁炒　丹參　苡仁　製首烏

血虛由於肝腎陰虧火逆於肺金不生水水益虧而火益熾筋爲熱灼而攣症作矣故用麥冬苡仁沙參丹參甘寒氣寒之品先以清肅肺金首烏當歸棗仁牛膝苦溫辛溫之味以壯健筋骨白朮茯苓培土燥濕如此則三陰皆治水之上源亦清血液充而筋得所榮養矣

秦艽天麻湯　驅風活血爲治拘攣通劑

秦艽　天麻　羌活　陳皮　當歸　川芎　生薑

甘草炙　桑枝　挾寒者加附子桂枝

風邪走入經絡秦艽羗活驅風天麻定風歸芎養血陳皮
利氣甘草散結桑枝通關節生薑辟寒邪

脚氣

脚氣者脚下腫痛即痺證之類也腫者名濕脚氣不腫者
名乾脚氣濕脚氣水氣勝也乾脚氣風氣勝也

許學士雞鳴散　治脚氣風濕流注脚痛不可忍
筋脉浮腫者並宜服之其效如神

紫蘇葉　木瓜　生薑　桔梗　廣皮　吳萸

檳榔

經以脚氣名厥前賢論皆由風寒暑濕乘虛襲於三陰經宜急爲重劑以治之紫蘇色赤氣香通行氣血專散風毒同生薑則去寒同木瓜則收濕佐以桔梗開上焦之氣廣皮開中焦之氣妙在吳萸泄降下逆更妙在檳榔沉重性墜諸藥直達下焦開之散之泄之收之俾毒邪不得上壅入腹衝心而成危候雞鳴時服者從陽注於陰也服藥須冷者從陰以解邪也

檳榔散　治濕脚氣

檳榔　牛膝　防已　獨活　秦艽　木香　天麻

赤芍　桑枝　當歸

腫屬濕脚氣有以濕勝者檳榔攻堅利水墜諸藥下行防已行水療風瀉下焦之濕熱木香調氣當歸和血經曰風能勝濕桑枝獨活秦艽天麻祛風牛膝益肝腎赤芍瀉肝火則濕熱除而腫痛消矣

當歸拈痛湯　治濕熱爲病肢節煩疼肩背沉重胸膈不利手足遍身流注疼痛熱腫等證

羌活　黃芩酒炒　甘草炙　茵陳酒炒　人參　蒼朮

苦參酒炒　升麻　乾葛　防風　猪苓　澤瀉

此足太陽陽明藥也羌活透關節防風散風濕為君升麻葛根味薄引而上行苦以發之蒼朮辛溫雄壯健脾燥濕為臣濕熱相合肢節煩疼苦參黄芩茵陳苦寒以泄之酒炒以為因用血壅不流則為痛當歸辛溫以散之人參甘溫補養正氣使苦寒不傷脾胃治濕不利小便非其治也猪苓澤瀉甘淡鹹平導其留飲為佐上下分疏其濕使壅滞得宣通也

桑白皮散　治脚氣盛發上氣喘急兩脚浮腫小

便赤濇復脇脹滿氣促坐卧不安

桑白皮　郁李仁　赤苓　木香　防已　蘇子

大腹子　木通　檳榔　青皮

桑皮蘇子瀉肺開鬱大腹子郁李仁行水破血木香青皮宣滯氣赤苓木通利濕熱防已消種檳榔除脹

腫腮

腫腮一證爲疫病之最輕者若誤作傷寒施治邪乘虛而內陷傳入厥陰脉絡睾丸腫痛此時或溫裏或補水數劑

可退而昧者或作痧治則大謬矣治法初起辛凉治標而辛温不可妄投變病養陰扶正而温補在宜善用斯得矣

辛凉甘桔湯 汪蘊谷製 治體實腫腮者

甘草 桔梗 牛蒡 連翹 丹皮 當歸 象貝

甘桔以清風熱當歸丹皮分泄少陽厥陰連翹瀉心熱牛蒡大貝辛凉以散温邪

養陰甘桔湯 汪蘊谷製 治體虛腫腮者

甘草 桔梗 生首烏 玉竹 丹皮 當歸

黑大豆

首烏玉竹以養陰當歸丹皮以和血黑大豆除熱解毒桔
梗清頭目甘草扶脾胃

救陰保元湯　治遺毒腫腮

熟地　丹皮　山藥　麥冬　南沙參　黃芪炙
甘草炙　黑大豆

黃芪炙草保元以生真氣熟地麥冬救陰以回津液丹皮
清少陽山藥補脾沙參潤肺黑豆解毒

三黃湯　治上焦火盛頭面大腫目赤腫痛心胸
咽喉口舌耳鼻熱盛及生瘡毒者

黄芩　黄連　生甘草

柯韻伯曰諸腫瘡痛皆屬心火必用芩連以瀉心然傷寒熱結於內而心下痞者是爲客邪治客當急故君大黄率芩連用麻沸湯漬絞其汁而速驅之不使暫留也此熱淫於內而上炎頭目者是爲正邪治之當緩故用甘草與芩連等分同煎漫飲以漸漬之不使下行也蓋心下本虛而火實之法當并瀉其子土鬱奪之而火速降矣上焦本清而火擾之法當先培其子土得其令而火邪自退矣芩連得大黄不使其子令母實芩連得甘草又不使其母令子

虛同一瀉心而其中又有攻補之不同如此

清肝疎膽湯 新製 治腫腮誤服過辛散用此疎泄之

冬桑葉 丹皮 柴胡 赤芍炒 料豆衣 玉竹

甘草生用 當歸

汪石來曰耳之前後雖屬少陽而厥陰部位亦會於此經曰頸項者肝之俞故用柴胡丹皮以疎少陽當歸赤芍以緩厥陰冬桑葉料豆皮能清風熱玉竹甘草可生津液

淋濁

濁之因有二一由腎虛敗精流注一由濕熱滲入膀胱是以補腎之中必兼利水溺竅開則精竅閉也導濕之中必兼理脾脾土旺則能勝濕也至於濁有赤者此濁液流多不及變化也又或心火盛亦見赤色不可不知

萆薢分清飲　導濕理脾

川萆薢　黃栢炒褐色　石菖蒲　茯苓　白朮土炒

蓮子心　丹參　車前子

萆薢能泄陽明厥陰濕熱去濁而分清白朮苦以燥濕茯苓滲以利水蓮心丹參入心即以導小腸黃栢清熱車前

通淋石菖蒲開九竅而通心心腎通則氣化行而濁止矣

清心蓮子飲　治心虛有熱赤白二濁并治勞淋

黄芩　麥冬　地骨皮　甘草　茯苓　炙黄芪

車前子　遠志　人參　石蓮肉　石菖蒲

心血少則煩熱遺於小腸則便赤挾相火以動之則便濁精竅不禁過勞成淋等證先以黄芩麥冬石蓮遠志菖蒲茯苓清心熱以通其氣再用參芪甘草補心血以安其神車前分理之也地骨涼血分也

導赤散　治心熱小便黄赤莖中痛熱急不通

生地 木通 甘草梢 淡竹葉

導引也小腸一名赤腸爲形臟四器之一禀氣於三焦故小腸失化上爲口糜下爲淋痛生地入胃而能下利小腸甘草和胃而下療莖中痛木通淡竹葉皆輕清入腑之品同生地甘草則能從黃腸導有形之熱邪入於赤腸其濁中清者復導引滲入黑腸而令氣化故曰導赤

季楚重曰經云兩精相搏謂之神是神也者待心中之真液腎中之真氣以養者也故心液下交而火自降腎氣上承而水自生前腎以生脉救真液是治本不治標也導赤

散清邪火是治標以固本也錢氏制此方意在制丙丁之火必先合乙癸之治生地黄凉而能補直入下焦培腎水之不足腎水足則心火自降尤慮肝木妄行能生火以助邪能制土以盜正佐以甘草稍下行緩木之急即以瀉心火之實且治莖中痛更用木通導小腸之滞即以通心火之鬱是一治兩得者也瀉心湯用黄連所以治實邪實邪責木之有餘瀉子以清母也導赤散用地黄所以治虚邪虚邪責水之不足壯水以制火也此方凉而能補較之用若寒伐胃傷其生氣者遠矣

肺腎交固湯　治溺必淋滴作痛身覺作冷脾胃不健脹悶不快　黄錦芳製

黄芪炙　白术土炒　附子製　兎絲子　龍骨　白芍炒

肺虚腎虧惡寒遺精君以黄芪大補肺氣肺氣既虚脾自不健故有食則不消之虞臣以白术微補脾氣脾氣既薄腎水腎火亦微故精自不克固用附子補火菟絲補水爲佐加龍骨以鎮肝魂白芍以斂肝逆則肺腎交固而無遺脫之象矣

菟絲子丸　補腎利水

菟絲子　茯苓　山藥　沙苑子　車前子　石斛

牡蠣煅　遠志肉

菟絲茯苓山藥甘溫補脾沙苑子苦溫固精車前子甘寒滲濕牡蠣醎以清熱石斛潑以清胃遠志苦洩熱能通腎氣上達於心

秘元煎　治遺精帶濁等證此方專主心脾

人參　茯苓　白朮土炒　甘草炙　遠志　金櫻子

山藥　棗仁　芡實　五味子

參苓朮草四君以補氣固攝諸陽棗仁遠志山藥理心脾

之虛五味酸收督攝精氣金櫻芡實又倣水陸二仙之意
保精以固元也

內補鹿茸丸　治赤白二濁久久不止者

鹿茸　菟絲子　沙苑子　紫菀　天冬　肉蓯蓉
麥冬　遠志　栢子仁　龍骨　肉桂　石蓮肉
附子製　棗仁

此久病虛寒而下濁不止者故以鹿茸兎絲蓯蓉紫菀桂
附以培其真陽以二冬遠志棗仁栢子以養其心血再以
龍骨石蓮濇其神而收其滑治盡善矣

疝氣

疝者小腹痛引睪丸也經曰任脉爲病男子外結七疝其名有七其實五者而已疝之根起於各臟而歸併總在厥陰以肝主筋又主痛也治疝之法非一而分别不外氣血兩途氣則遊走不定血則凝聚不散也

吳茱萸加附子湯　治寒疝腰痛尺脉沉遲者

吳萸　生薑　大棗　人參　附子製

寒客於內束其少火鬱其肝氣故腰痛牽引睪丸用吳萸

附子之辛溫者以去其寒用薑棗之辛甘者以和其氣用人參之甘溫者以補其元

當歸生薑羊肉湯　治寒疝

當歸　生薑　羊肉

寒疝爲沉寒在下由陰虛得之陰虛則不得用辛熱燥烈之藥重刼其陰故仲景另立一法以當歸羊肉辛甘重濁溫煖下元而不傷陰佐以生薑隨血肉有情之品引入下焦溫散沍寒若痛多而嘔加陳皮白朮奠安中氣以禦寒逆本方三味非但治疝氣逆衝移治產後下焦虛寒亦神

八味膽草湯黄錦芳製 治疝由水衰火蔽脾氣尚強

穀食未減者

熟地 丹皮 棗皮 茯苓 山藥 澤瀉 黄柏

知母 龍膽草

疝由火動由於腎水枯槁肝火內熾加之外挾風邪入於厥陰鬱而不去則必見有疝爲痛苦之候若但云疝多屬寒宜用辛溫辛熱則必輾轉增劇此方用丹溪滋陰八味以養腎水復以膽草直瀉厥陰邪火所謂諸痛屬火是也

橘核丸 通治七疝

橘核鹽水炒 小茴香 川楝子 桃仁 香附醋炒

山查炒 廣木香 紅花

此足厥陰藥也疝病由於寒濕或在氣或在血症雖見乎腎病實本乎肝橘核木香能入厥陰氣分而行氣桃仁紅花能入厥陰血分而活血川楝子能入肝舒筋使無攣急之苦又能導小腸膀胱之熱從小水下行為治疝之主藥小茴香能入腎與膀胱煖丹田而祛冷氣山查散瘀而磨積香附下氣而解鬱

龍膽瀉肝湯　治肝膽經實火濕熱脇痛耳聾膽

溢口苦筋痿陰汗陰腫陰痛白濁溲血

龍膽草酒炒 生地 黃芩酒炒 梔子酒炒 車前子

柴胡 當歸 澤瀉 木通 生甘草

此足厥陰少陽藥也龍膽瀉厥陰之熱柴胡平少陽之熱黃芩梔子清肺與三焦之熱以佐之澤瀉瀉腎經之濕木通車前瀉小腸膀胱之濕以佐之然皆苦寒下泄之藥故用歸地以養血而補肝用甘草以緩中而不使傷胃為臣使也

煖肝煎 治肝腎陰寒小腹疼痛疝氣等證

枸杞子　小茴香　當歸　茯苓　烏藥　沉香

肉桂　生薑

當歸枸杞補肝腎之不足烏藥沉香理寒、氣之痛疼肉桂溫寒、茯苓滲濕小茴利小腹寒、疝

胡蘆巴丸　治小腸氣蟠腸氣奔豚疝氣偏墜陰腫小腹有形如卵痛不可忍繞臍攻刺嘔吐者

胡蘆巴　巴戟天　川烏　川楝子　小茴　吳萸

汪石來曰厥陰之脈絡陰器疝病必因於肝蘆巴苦溫純陽入右腎命門煖丹田祛冷氣川烏辛熱散寒吳萸燥濕

而除寒小茴溫肝而煖腎川楝子導小腸邪熱巴戟天返元陽真火

眼目

目者五臟精華之所繫也凡暴赤腫痛畏日羞明名曰外障實症也久痛昏花細小沉陷名曰內障虛症也實者由於風熱虛者由於血虛實者散風瀉火虛則滋水養陰然散風之後必繼以養血經曰目得血而能視也養陰之中更加以補氣經曰氣旺則能生血也不宜過用寒凉使血

脈凝結也

蟬花無比散　通治目疾赤腫脹痛或翳膜遮睛或目眶赤爛或拳毛倒睫並皆治之

蟬蛻去足　羌活　川芎　石决明　防風　茯苓　赤芍　白蒺藜炒去刺　甘草炙　當歸　蒼朮土炒

蟬蛻其氣清虛故除風熱蒺藜其味辛苦故入肺肝石决明鹹凉散赤膜外障赤芍藥酸寒療目赤血滯苓草能調五臟芎歸可補肝虛羌防太陽本經主藥蒼朮升發胃中陽氣解六鬱

蒺藜湯　治目疾暴赤腫痛

白蒺藜炒去刺　羌活　防風　甘草炙　荆芥　赤芍

葱白連鬚

羌活防風辛散風熱荆芥蒺藜辛泄厥陰赤芍散惡血葱白通陽氣甘草以緩諸辛

四順凊凉飲　治血脉壅實臟腑生熱面赤煩渴瞑臥不安大便秘結

當歸　赤芍　甘草　大黃

大黃去胃中之實熱甘草能緩燥急之勢歸芍疏通血脉

此下以存津苦以宣壅法也

益陰腎氣丸　治腎虛目暗

熟地　生地　山藥　萸肉　柴胡　澤瀉　丹皮

當歸稍　茯神　五味子

精生氣氣生神故腎精一虛則陽光獨治陽光獨光則壯火食氣氣無以生神令人目暗不明故用生熟地黃山萸五味歸稍澤瀉丹皮厚味之屬以滋陰養腎滋陰則火自降養腎則精自生山藥者所以益脾而培萬物之母茯神者所以養神而生明照之精柴胡者所以升陽而致神明之

氣於精明之竅也

消障救睛散王晋三製 治白睛翳肉狀如魚胞浮鰾

石蟹生研 羚羊角鎊片 草决明 連翹 白蒺藜

龍膽草酒炒灰 甘菊 木賊草 漢防已 茺蔚子

用石蟹爲君味鹹性大寒而燥去濕熱消翳肉如鼓應桴堪稱仙品佐以羚羊角之精靈熄肝風散惡血草决明療靑盲去白膜連翹瀉客熱散結氣專泄大小背之熱酒炒龍膽退濕熱之翳白蒺藜散風破血木賊防已療風勝濕甘菊化風茺蔚行血諸藥皆入肝經仍能上行入肺用之

屢驗功勝鈎割故敢質諸當世

明目地黃丸　治內障隱澁羞明細小沉陷

生地　牛膝　麥冬　當歸　枸杞子

汪石來曰內障無非腎水不足肝血久虛生地枸杞甘寒補水當歸牛膝辛酸補肝麥冬微苦清心瀉熱

益氣聰明湯　治目中內障初起視覺昏花神水淡綠色或淡白色久則不睹漸變純白或視物成二等證并治耳聾耳鳴

炙黃芪　人參　炙甘草　升麻　乾葛　黃栢

蔓荊子　當歸　白芍酒炒

此足太陰陽明少陰厥陰藥也十二經脉淸陽之氣皆上於頭面而走空竅因飮食勞役脾胃受傷心火太盛則百脉沸騰邪害空竅矣參芪甘溫以補脾胃甘草甘緩以和脾胃升麻乾葛蔓荊輕揚升發能入陽明鼓舞胃氣上行頭目中氣既足淸陽上升則九竅通利耳聰而目明矣歸芍斂陰和血黃栢補腎生水盖目爲肝竅耳爲腎竅故又用此三者平肝滋腎也

地芝丸　治目能遠視不能近視

生地黃焙 天冬 枳殼 甘菊花 蜜丸茶清下

此足少陰藥也生地涼血生血天冬潤肺滋腎枳殼寬腸去滯甘菊降火除風

加減一陰煎 治水虧火勝火之甚者宜用之

生地 熟地 麥冬 白芍 甘草 知母 地骨皮

二地養陰退熱麥冬白芍甘草清肝脾之火知母滋腎以降陰火地骨瀉脾而清肺火

洗肝散 治風毒上攻暴作赤腫目痛難開隱澀

眵淚

薄荷葉　甘草　羌活　防風　當歸　川芎

山梔仁　大黄

天行時熱目赤胞腫怕日羞明風則散表熱則瀉裏風熱相兼則用洗肝散表裏兼治之薄荷甘草淸利上焦開泄肝氣以肝開竅於目也羌活防風升發太陽之氣以太陽經有通頂入於腦者正屬目系也當歸川芎行少陽血分之氣少陽爲淸淨廓雷風相薄而目赤必從大眥始也山梔仁能使三焦之火屈曲下行大黄瀉諸實熱且導且攻

熱退腫消矣理明經正不越治病之章程

咽喉

經曰少陰循喉厥陰繞咽而少陽陽明亦有喉痺之證蓋少陽厥陰爲木火之臟固多熱證陽明爲水穀之海而胃氣直透咽喉故又爲陽明之火爲最盛至若少陰之候陰火逆衝於上多爲喉痺但少陰之火有虛有實不得類從火斷果因實火自有火證火脉若眞陰虧損者此腎中之虛火證也非壯水不可又有火盛於下格陽於上此無根

之火即腎中之真寒證也須詳辨之

元參升麻湯　治風火淫肺循絡而爲喉痺

元參　升麻　白殭蠶　牛蒡子　連翹　防風

黃芩　桔梗　甘草　川黃連

陰陽別論曰一陰一陽結謂之喉痺一陽少陽也一陰厥陰也厥陰之上風氣主之少陽之上火氣主之風火淫肺而爲喉痺治以牛蒡散時行風熱消咽喉壅腫升麻散至高之風解火鬱之喉腫白殭蠶得清化之氣散濁結之痰元參清上焦氤氳之熱連翹散結熱消壅腫防風瀉肺經

之風邪芩連清上中之熱毒甘桔載引諸藥上行清道急治其標也

抽薪飲　治諸凡火熾咽喉腫痛者

黃芩　黃栢　木通　枳殼　澤瀉　石斛　梔子

芩栢梔子澤瀉能瀉其熾盛之火枳殼破結石斛清胃木通淸利水道

滋陰八味湯　治陰虛火動骨蒸髓枯喉癰而尺脉旺者宜之

熟地　茯苓　山藥　萸肉　澤瀉　丹皮

黄栢　知母

慾念妄動五內如焚邪火燔熾勢若燎原丹溪有見於此故有一水不勝五火之論謂不獨爍乾腎水而且渙散元氣也此時雖用六味滋陰之藥尚恐不足故加知栢純陰之品逆而折之庶得其平水壯而火熄火熄而金清咳血等證自安而陰虛之喉痺亦治矣

艮方安腎丸　治腎經積冷下元衰憊目暗耳鳴四肢無力食少體瘦神困健忘腎寒喉痛等證

桃仁　肉蓯蓉　補骨脂　山藥　川石斛　萆薢

白蒺藜（炒去刺）　川烏（泡去皮尖）　巴戟天　白朮（土炒）

汪石來曰：腎中真寒，無根之火不能安其宅，竄上衝咽喉，惟有引火歸原一法。川烏辛熱，治元陽虛憊；補骨脂辛苦大溫，補相火以通君火，治腎冷；蓯蓉、巴戟甘溫甘鹹，入腎經血分；白朮、山藥苦甘，以補土，補火之子；桃仁、蒺藜苦辛，以補肝，補火之母；川斛益腎精；萆薢固下焦。如此，天明氣清，龍雷潛伏矣。

二陰煎　治心經有病，水不制火。二從火數，故曰二陰。并治心火亢甚而爲喉痛者。

生地　麥冬　黃連　棗仁　茯神　甘草　木通

燈心　竹葉　元參

生地凉血黃連淸心茯神棗仁安神而退熱麥冬元參淸肺而解渴木通甘草和中滲利竹葉燈心瀉火除煩

猪膚湯　治少陰下利咽痛胸滿心煩者

猪膚　一觔用白皮去其內肥刮令如紙薄

加白蜜一升白粉五合熬香和令相得温分六服

腎應彘而肺主膚腎液下泄不能上蒸於肺致絡燥而為咽痛者又非甘草所能治矣當以猪膚潤肺腎之燥解虛

煩之熱白粉白蜜緩於中俾猪膚比類而致津液從腎上入肺中循喉嚨復從肺出絡心注胸中而上中下燥邪解矣

柯韻伯曰少陰病多下利以下焦之虛也陰虛則陽無所附故下焦虛寒者反見上焦之實熱少陰脉循喉嚨挾舌本其支者出絡心注胸中凡腎精不足腎火不藏必循經上走於陽分也咽痛胸滿心煩者因陰併於下而陽併於上水不上承於心火不下交於腎此未濟之象猪爲水畜而津液在膚取其膚以治上焦虛浮之火和白蜜花粉之

甘瀉心潤肺而和脾滋化源培母氣水升火降上熱不行虛陽得歸其部不治利而利自止矣三味皆食物不藉於草所謂隨手拈來盡是道矣

苦酒湯　治少陰病嘔而咽中傷生瘡不能語聲不出者

半夏洗破如棗核大十四枚　雞子一枚去黃內上苦酒著雞子殼中

右二味內半夏著苦酒中以雞子殼置刀環中安火上令三沸去滓少少含嚥之不差更作三劑

苦酒湯治少陰水虧不能上濟君火而咽生瘡聲不出者

瘡者痂也半夏之辛滑佐以雞子清之甘潤有利竅通聲之功無燥津涸液之慮然半夏之功能全賴苦酒攝入陰分劫涎斂瘡即陰火沸騰亦可因苦酒而降矣

柯韻伯曰取苦酒以斂瘡雞子以發聲而兼半夏者必因嘔而咽傷胸中之痰飲尚在故用之且以散雞子苦酒之酸寒但令滋潤其液不令泥痰於胸膈也雞子黃走血分故心煩不卧者宜之其白走氣分故聲不出者宜之

黃連阿膠湯　少陰病得之二三日心中煩不得卧者腎火上攻於心也當滋陰以涼心腎

黃連　黃芩　芍藥　阿膠　雞子黃

芩連瀉心也阿膠雞子黃養陰也各舉一味以名其湯者當相須爲用也少陰病煩是君火熱化爲陰煩非陽煩也芩連之所不能治當與阿膠雞子黃交合心腎以除少陰之熱雞子黃色赤入通於心補離中之氣阿膠色黑入通於腎補坎中之精第四者沉陰滑利恐不能留戀中焦故再佐芍藥之酸濇從中收陰而後清熱止煩之功得建

柯韻伯曰雞感巽化得心之母氣者也內黃禀南方火色率芍藥之酸入心而斂神明引芩連之苦入心而清壯火

驢皮被北方水色入通於腎濟水性急趨下內合於心與之相溶而成膠是火位之下陰精承之凡位以內為陰外為陽色以黑為陰赤為陽雖黃赤而居內驢皮黑而居外法坎宮陽內陰外象因以制壯火之食氣耳

耳病

足厥陰肝足少陽膽經皆絡於此凡傷寒邪熱耳聾者屬少陽症若病非外感有暴發耳聾者乃氣火上衝名曰氣閉耳聾久虛耳聾則屬腎虛精氣不足不能上通於耳或

膿水淋漓或癢極疼痛此皆厥陰肝經風熱所致若風熱相搏津液凝聚則變為聤耳之患矣

逍遥散加味　凡病非外感有暴發耳聾者乃氣火上衝名曰氣閉耳聾此方主之

當歸　白芍炒　白术土炒　茯苓　甘草　柴胡

蔓荆子　石菖蒲　香附

汪石來曰氣閉耳聾乃火鬱於肝膽二經治以柴胡肝欲散也佐以甘草肝苦急也當歸以辛補之白芍以酸瀉之佐以白术茯苓脾苦濕也復以菖蒲蔓荆辛以通竅也復

以香附苦以解鬱也

千金腎熱湯　治腎熱耳中膿血不聞人聲

磁石煅紅淬七次　白朮　牡蠣　生地黄汁　麥冬

芍藥　甘草　葱白　大棗

耳者腎之竅故腎熱則令人病耳生膿出血不聞人聲也是方以磁石能引肺金之氣下降於腎腎得母氣自然清肅而熱漸愈生地汁麥冬白芍所以滋腎陰而瀉腎熱葱白者所以引腎氣上通於耳也牡蠣醎寒能軟腎而破結氣得葱白引之入耳則能開聽戸而消膿血白朮甘草大

棗者健脾之品也所以培萬物之母益土氣而制腎邪耳

六味湯加味　治久患耳聾則屬腎虛精氣不足

不能上通於耳宜用此方

熟地　茯苓　山藥　丹皮　澤瀉　萸肉　遠志

人參　枸杞子　石菖蒲

耳開竅於腎久患耳聾則屬腎氣不能上通六味湯治腎陰虛之主方加人參以補氣枸杞以益精遠志能通腎氣菖蒲能利九竅

加減逍遥散　治厥陰肝經風熱變爲聤耳抵耳

宜此方主之

當歸　白芍炒　茯苓　柴胡　甘草炙　荷葉　木耳

貝母　香附　石菖蒲

汪石來曰肝虛則血病當歸芍藥養血而斂陰木盛則土衰甘草茯苓和中而補土柴胡升陽散熱合白芍以平肝而使木得條達荷葉木耳升發少陽清氣貝母散結除熱菖蒲利竅通耳香附能解六鬱

鼻病

經曰膽移熱於腦則辛頞鼻淵明明屬之內傷於外感全無干涉蓋少陽甲膽生癸之氣全賴腎水爲之滋養腎水虛則膽中之火無制而上逆於腦斯時也宜補水保肺或脾腎雙補或陰陽兩救治腦也補在髓治鼻也淸在金腦滿可以生水而制火金空可以化液而制木矣

辛夷散　治鼻生瘜肉氣息不通不聞香臭

辛夷　白芷　升麻　藁本　防風　川芎　細辛

木通　甘草　等分爲末每三錢茶調下

此手太陰足陽明藥也經曰天氣通於肺若腸胃無痰火

積熱則平常上升皆清氣也由燥火內焚風寒外束血氣壅滯故鼻生瘜肉而竅窒不通也辛夷升麻白芷辛溫輕浮能引胃中清氣上行頭腦防風藁本辛溫雄壯亦能上入巔頂勝濕祛風細辛散熱破結通精氣而利九竅川芎補肝潤燥散諸鬱而助清陽此皆利竅升清散熱除濕之藥木通通中茶清寒苦以下行瀉火甘草和中又以緩其辛散也

蒼耳散　治鼻淵鼻流濁涕不止

白芷一兩　薄荷　辛夷五錢　蒼耳子炒二錢半

爲末食前葱茶湯調下二錢

此手太陰足陽明藥也凡頭面之疾皆由清陽不升濁陰逆上所致白芷主手足陽明上行頭面通竅表汗除濕散風辛夷通九竅散風熱能助胃中清陽上行頭腦蒼耳疎風散濕上通腦頂外達皮膚薄荷泄肺疎肝清利頭目葱白升陽通氣茶清苦寒下行使清升濁降風熱散而腦液自固矣

益氣湯　治鼻病過於解散其始清涕繼成濁涕漸而腥穢皆由滲開腦戶而致尩羸此湯主之

黃芪蜜水炒 人參 白术土炒 當歸 麥冬

甘草炙 藿香 五味子 薑棗引

虛寒少入細辛 內熱監以山梔

汪石來曰腦屬神臟藏精髓而居高位鼻爲肺竅司呼吸而聞香臭清陽由此而升濁陰無由而上惟膽熱及於腦腦熱及於鼻而鼻淵之患作矣參芪术草以補脾麥冬五味以保肺當歸以益肝血藿香以解腥穢

補腦丸 治鼻淵久不愈者此上病下取高者抑之

人參 麥冬 茯苓 熟地 萸肉 黃芪炙 牛腦蒸

枸杞子 菟絲子 鹿茸酥炙 五味子

人參黃芪茯苓補脾麥冬五味清肺熟地菟絲補腎萸肉枸杞補肝鹿茸通督脉牛腦以腦補腦

聲瘖

聲音之標在心肺而其本則在腎瘖啞之病當知虛實實者其病在標因竅閉也虛者其病在本因內奪也竅閉者風寒之閉散而愈火邪之閉清而愈氣逆之閉順而愈內

奪者色慾傷腎憂思傷心驚恐傷膽勞飢傷脾此非大補元氣安望其斷敗者復完乎

參蘇飲　治感冒風寒欬嗽吐痰涕唾稠粘胸膈滿悶寒熱往來或頭痛惡寒脉弱無汗并治風寒氣逆之閉

人參　蘇葉　乾葛　前胡　陳皮　枳殼　茯苓　半夏　桔梗　木香　甘草　生薑　大棗

葉仲堅曰此少陽中風而寒濕內着之證也仲景於表劑不用人參惟少陽寒熱往來雖有口苦咽乾目眩之相火

亦用人參以固中氣此欬嗽聲重痰涎稠粘涕唾交流五液無主寒濕稽留於胸脇中氣不固可知矣故以人參爲君然非風寒之外邪來侮則寒熱不發而痰涎不遽生故輔以紫蘇乾葛凡正氣虛者邪氣必盛故胸膈滿悶輔以陳皮枳殼少佐木香以降之痰涎壅盛於心下非辛燥不除故用茯苓半夏少佐桔梗以開之病高者宜下故不取柴胡之升而任前胡之降欲解表者必調和營衛欲淸內者必顧及中宮此薑棗甘草之所必須也名之曰飮見少與緩服之義本方去人參前胡加川芎柴胡卽芎蘇散則

治頭痛發熱惡寒無汗之表劑矣

十味溫膽湯　治證同溫膽湯兼治四肢浮腫飲食無味心虛煩悶坐卧不安夢遺精滑并治內奪之閉

半夏　枳實　陳皮　茯苓　棗仁炒　人參　熟地

遠志　五味子　甘草炙

汪石來曰人參甘草補胃以安其正熟地五味補腎以治其源佐以二陳下以枳實除三焦之痰壅棗仁專療膽虛遠志能通心陽亦本乙癸同源之法清火與補元互施也

麥門冬湯 正傳 治病後火熱乘肺欬嗽有血胸脇脹

滿上氣喘急五心煩熱而渴并治火邪之閉

天冬　麥冬　桑白皮　紫菀茸　川貝母　生地

桔梗　甘草　淡竹葉　五味子

汪石來曰天冬麥冬能清肺熱桑皮紫菀能瀉肺火生地貝母能潤肺燥五味能收肺氣淡竹葉功專清心甘桔除熱利膈火清而閉開矣

七福飲 凡五臟氣血虧損者此能兼治之并治

心腎受傷內奪之閉

當歸 白术蒸 熟地 人參 甘草炙 棗仁炒 遠志

人參甘溫補氣以養心熟地甘平補血以滋腎當歸養肝血白术補脾土炙草調和五臟安爲福矣更加棗仁生心血以養其肝遠志通心腎以和其胃

平補鎮心丹 治心血不足時或怔忡夜多亂夢常服安心腎益營衛并治心腎內奪之閉

人參 龍齒煅 茯苓 茯神 麥冬 天冬 山藥

五味子 車前子 熟地 遠志 棗仁炒 硃砂

汪石來曰熟地五味甘酸以滋腎水茯神遠志苦甘以養

心神人參棗仁以補心氣天麥二冬以泄心熱山藥茯苓補土以培心子龍齒車前淸肝以顧心母硃砂鎭心安䰟如此則心腎交通而聲音復矣

痔漏

大腸經積熱所致生於肛門之前腎囊之後名曰懸癰又名海底漏最難收功若生於肛門之兩傍則曰臟毒較懸癰爲輕耳此症皆由腎水不足相火內爍庚金而致然也患者速宜保養眞元用藥扶持庶可延生毋忽

加減六味湯　治腎水不足大腸積熱爲痔

熟地　生地　山藥　茯苓　丹皮　澤瀉　當歸

白芍炒　栢子仁　丹參　龜版炙　遠志　金石斛

金銀花炒

薛立齋云掀痛二便秘宜清熱凉血潤燥疎風若寒凉損中者調養脾胃滋補陰精是方用六味以滋陰而去萸肉之溫復以生地凉血當歸白芍栢子以潤燥遠志丹參金斛以淸熱龜版通任脉任脉爲病男子內結七疝痔與疝俱患者宜之銀花解毒

黑地黃丸　治脾腎不足面靑黃無力血虛久痔

白朮一兩六錢炒黑　熟地一兩六錢炒黑　五味子八錢蒸熟

生淡乾薑淸水浸淡春七分夏五分冬一錢　一方以蒼朮爲君

右爲末棗肉爲丸每服百丸淸米飲湯送下

氣不攝血則妄行濕熱下流則成痔痔久或有房勞脾腎日敗矣茲以蒼朮爲君地黃爲臣五味爲佐乾薑爲使補脾腎之虛祛脾濕潤腎燥爲久痔之聖藥也

脫肛

大腸與肺爲表裏肺熱則大腸燥結肺虛則大腸滑脫此其要也因濕熱下墜而脫者必有熱症如無熱症便是虛寒且氣虛則陽虛非用溫補多不能效經曰下者舉之濇可去脫皆治脫肛之法也

舉元煎　治氣虛下陷血崩血脫垂危等證

人參　白朮土炒　黄芪炙　甘草炙　升麻

人參回元氣於無何有之鄉黄芪補元氣而充腠理白朮甘草益氣和中升麻能提元氣下陷舉大腸滑脫

補陰益氣煎　治勞倦傷陰精不化氣而虛邪外

侵者宜之

熟地 人參 陳皮 山藥 升麻 柴胡

當歸 甘草炙 生薑

人參熟地兩補氣血山藥和血理脾陳皮利氣甘草和中生薑有通陽解散之功升柴有托表祛邪之力陰虛外感者宜之

約營煎 治血熱便血無論脾胃小腸大腸膀胱等證

生地 白芍 甘草 槐花 續斷 地榆

烏梅　黃芩　荊芥炒黑

地芍有清血養營之功槐榆有止血固腸之力續斷調經黑荊止血黃芩涼大腸之血甘草和五臟之元烏梅酸收固約營中之血也

急救三陰湯黃錫芳製　治脫肛胸腹氣脹皆是虛氣衝突

熟地　附子　肉桂　人參　白朮土炒　甘草炙

五味子

此證由於遇事辛勞以致神昏氣耗於是氣從上升而如

霧而肺不蓋故見呼多吸少氣從下行而不縮而腎失守故見下奪而脫肛中則失升降不統斯時補之不暇收之宜急若不用附子肉桂熟地不能以固下焦之腎而收脫肛不用人參五味不能以收上焦氣散如霧不用白朮甘草不能以固中焦之脾而使上下接引所謂增二不能缺一不可

吐屎

吐屎一證古書所未載大約其標在胃其本在腎幽門失

開闔之職也由於腎水虛則火走腑道無形之火挾有形穢物而衝逆治法非救胃則救腎非正治則逆治經曰腎者胃之關又曰腎主開闔開竅於二陰又曰清陽出上竅濁陰出下竅必待腎陰回而虛火藏大便通而機關利清陽升而濁陰降此理之所必然者若謂諸逆衝上皆屬於火則去生遠矣

清胃平逆湯 汪蘊谷製 治初病屬火者此方主之

生地 丹皮 茯苓 知母 天花粉 杏仁去皮尖

扁豆炒 黑豆 蘆根

汪石來曰：茯苓、扁豆，甘能益胃；生地、花粉，能清陽明之熱；丹皮、知母，苦寒能降無形之火；杏仁能利胸膈氣逆；蘆根能治胃火嘔逆；黑豆色黑屬水，似腎除熱解毒。大隊甘寒，爲胃所喜，而腑道清淨矣。

救腎安逆湯 汪蘊谷製 治久病體虛，脉虛者宜之。

熟地　丹皮　澤瀉　山藥　茯苓　萸肉

沙參　五穀蟲酒洗炒研

汪石來曰：六味湯治腎虛不能藏精，坎宮之火無所附而妄行，所以挾有形而衝逆也。複以沙參入足少陰經，氣寒

益陰苦寒清火五穀蟲寒毒病作吐用之此取其意同氣相求令穢物復其故道耳

身癢

夜常身癢搔之熱蒸皮內肉磊如豆粒癢止熱散肉磊亦消矣石山先生曰此血虛血熱也醫用順氣和氣所謂誅伐無過治非所宜定方

清熱養血湯　　補血虛清血熱

生地　元參　白蒺藜　當歸　川芎　黃芪炙

白芍炒　黃芩　甘草炙　陳皮

汪石來曰歸芍芪草能補血虛元參蒺藜生地黃芩能清血熱川芎潤燥陳皮理氣

清氣湯黃錦芳製　治身癢胸腹飽悶噯氣

茯苓　半夏　木香　廣皮　厚朴

搔癢一證雖曰病自外感然亦須內氣清肅則外氣始治若此屬內氣不清故外氣不淨方用茯苓半夏以和中木香廣皮以調氣厚朴以寬胸腹清內自能達外而癢平矣

玳瑁瘟

其證初起發熱頭痛胸滿不安醫用發散消導至第六日周身痛楚腹中疼痛不時奔響口鼻上唇忽起黑色成片光亮如漆與玳瑁無異張石頑先生診之脉促喘汗神氣昏憒喜其黑色四圍有紅暈鮮澤若痘瘡之腳根緊附如線他處肉色不變許以可治定方

葛根黃芩黃連湯加味　初方解肌表毒邪

葛根　黃芩　黃連　犀角　連翹　荊芥

防風　紫荊　人中黃

汪石來曰是方原治表寒裏熱其義重在芩連肅清裏熱而以葛根通陽明之津犀角解散陽明之結熱連翹引領清氣上下以散結熱荊防以疎表熱人中黃大解陽明實熱紫荊散毒邪

加味凉膈散　次方黑色發透微下之

薄荷　連翹　芒硝　甘草　黃芩　山梔

大黃　人中黃　紫荊　犀角

蘊熱內閉於膈其氣先通心肺膻中火燔煩熱自當上下分消以薄荷黃芩從肺散而凉之以甘草從腎清而凉之

以連翹山梔從心之少陽苦而凉之以山梔芒硝從三焦與心包絡瀉而凉之以甘草大黃從脾緩而凉之以薄荷黃芩從膽升降而凉之以大黃芒硝從胃與大腸下而凉之複以犀角從心而凉之複以人中黃從胃而凉之複以紫荆從血而凉之上則散之中則苦之下則行之庶幾燎原之瘍化爲淸虛之府而毒邪有不透發者乎

加味犀角地黃湯　三方調理餘毒

犀角　生地　連翹　生甘草　丹皮　赤芍

人中黃　黑豆

犀角地黃湯厥陰陽明藥也溫熱入絡煩熱不解犀角地黃能走心經專解營熱連翹入心散客熱生甘草入心和絡血赤芍瀉肝火丹皮行血中伏火人中黃甘寒入胃黑大豆甘寒解毒

陽痿

凡陽痿不起多由命門火衰精氣虛冷或七情勞倦損傷生陽之氣多致此證亦有濕熱熾盛致宗筋弛縱而爲痿弱者然有火無火脉證可別但火衰者十居八九而火盛

者僅有之耳凡思慮焦勞憂鬱太過者多致陽痿凡驚恐不釋者亦致陽痿經曰恐傷腎即此謂也

斑龍丸　治命門火衰精氣虛寒陽痿者

鹿角霜八兩　鹿角膠八兩　菟絲子八兩　熟地八兩

補骨脂四兩　栢子仁八兩　白茯苓四兩

右將膠溶化量入無灰酒打糊爲丸每服六七十丸淡鹽湯下

鹿與游龍相戲必生異角故得稱龍鹿有文故稱斑用其角爲方故名斑龍鹿卧則口朝尾閭故爲奇經督脉之方

凡入房精竭耗散其真形神俱去雖温之以氣補之以味不能復也故以有情之品專走督脉復以少陰太陽之藥治其合乃能搬運精髓填於骨空大會於督脉之顖會而髓海充盈鹿角霜通督脉之氣也鹿角膠温督脉之血也菟絲骨脂温腎中之氣也熟地栢仁補腎中之精也栢仁屬木性潤骨脂屬火性燥非但有木火相生之妙而栢仁通心骨脂通腎并有水火既濟之功使以茯苓性上行而功下降用以接引諸藥歸就少陰太陽達於督脉上潮髓海而成搬運之功昔蜀中有道士酣歌酒肆曰尾閭不禁

滄海竭九轉靈丹都漫說惟有斑龍頂上珠能補玉堂關下穴滄寮方用鹿茸爲君者餘藥亦不同此茸珠丹非斑龍丸也今從青囊之方

贊育丹　治陽痿精衰虛寒無子等證

熟地　白术　當歸　枸杞子　杜仲　仙茅
巴戟肉　山茱萸　淫羊藿　肉蓯蓉　韭子
蛇床子　附子　肉桂　煉蜜丸

熟地養陰白术健脾枸杞補水濟火當歸養血行氣杜仲堅腎山萸溫肝巴戟助陽羊藿益精肉蓯蓉興陽益子蛇

床子和利關節仙茅韭子治陽弱精衰附子肉桂煖腎命
益氣

齒牙

齒牙之證有三一曰火二曰蟲三曰腎虛凡火必病在牙床肌肉間或爲腫痛糜爛臭穢脫落皆病在經絡治宜戒厚味清火邪蟲痛病不在經而在牙亦由肥甘濕熱化生牙蟲治宜殺蟲而兼淸胃若腎虛牙病者其病不在經而在臟蓋骨主腎腎衰則齒豁精固則齒堅當補腎氣爲主

聖濟蜂房湯　治風火濕𧏾牙病

露蜂房炒　猪牙皂莢炙去皮子　川椒去目并含口炒

北細辛去苗各等分　一方有蛇床子炒

右擣羅爲散每服一錢七水一盞煎沸熱渫冷吐

齒牙之病不越乎風火濕𧏾腎虛二者之因蜂房湯風火濕𧏾蛀蚛之方也蜂房川椒去風而能殺蟲牙皂細辛去風之功勝蛇床子去濕之功多風濕既去蟲自消滅按古方渫漱含擦者居多內服攻毒之方甚少蓋以湯藥內走諸絡上循齒牙莫若外渫功效捷速也渫汗也以湯汗齒

而含也

東垣神功丸　治濕䘌齦爛之方

腎爲胃關膏粱酒色之人腎虛則水道不利酒肉太過則濕熱蘊積於胃循脉貫於上齦而爲齦腐之根由也下齦喜寒惡熱熱甚則疳蝕齦腐袒脫穢臭不可近東垣意在清熱仍以去濕爲首務濕淫所勝治以黄連木香以苦燥之佐以蘭香藿香以辛散之熱淫所勝治以木香砂仁之苦温佐以升麻甘草之甘辛反佐以清胃散中之當歸生地滋濕之品引領風燥之藥升去其血分之濕熱非東垣

具過人之識不及此也

太淸飲　治胃火煩熱狂斑嘔吐并治齦腫牙痛

知母　石斛　木通　生石膏

石膏淸胃火知母除煩熱石斛淸胃而止嘔木通滲水以下行此白虎之變方也

左歸丸　治眞陰腎水不足不能滋養營衛漸至衰弱並治腎陰虧虛齒病

熟地　山藥　枸杞子　萸肉　菟絲子　鹿角膠

龜版膠　川牛膝

熟地純陰生血以滋化源山藥培癸水之本枸杞化壬水之血山萸酸溫固精菟絲溫平益腎龜得陰氣最厚鹿得陽氣最全二物氣血之屬而多壽牛膝之加能助一身元氣此壯水制火之劑也

右歸丸　治元陽不足先天稟衰勞傷過度以致命門火衰不能生土而爲脾胃虛寒並治腎陽虧

虛齒病

熟地　枸杞子　山藥　菟絲子　杜仲　鹿角膠

萸肉　當歸　肉桂　製附子

熟地滋補腎陰枸杞溫補少陰萸肉濇精秘氣山藥補脾固腎當歸有辛溫養血之功菟絲有補腎益陽之用鹿膠通達週身之陽杜仲强益腰膝之力附子肉桂溫補命門之火煖助脾胃之陽

汪氏書展前賢醫門玄理此非平日讀
書確有心得不能編成此書因證求方條
分明晰究不知此公何許人也因棘闈鬱
鬱專心習醫其用心亦良苦矣昨蘊古
齋何書客抱此本見示以重金易之乃
係家刻之本即書不多寶之寶之

民國二十三年春莫

成叟藏書